Cupcakes

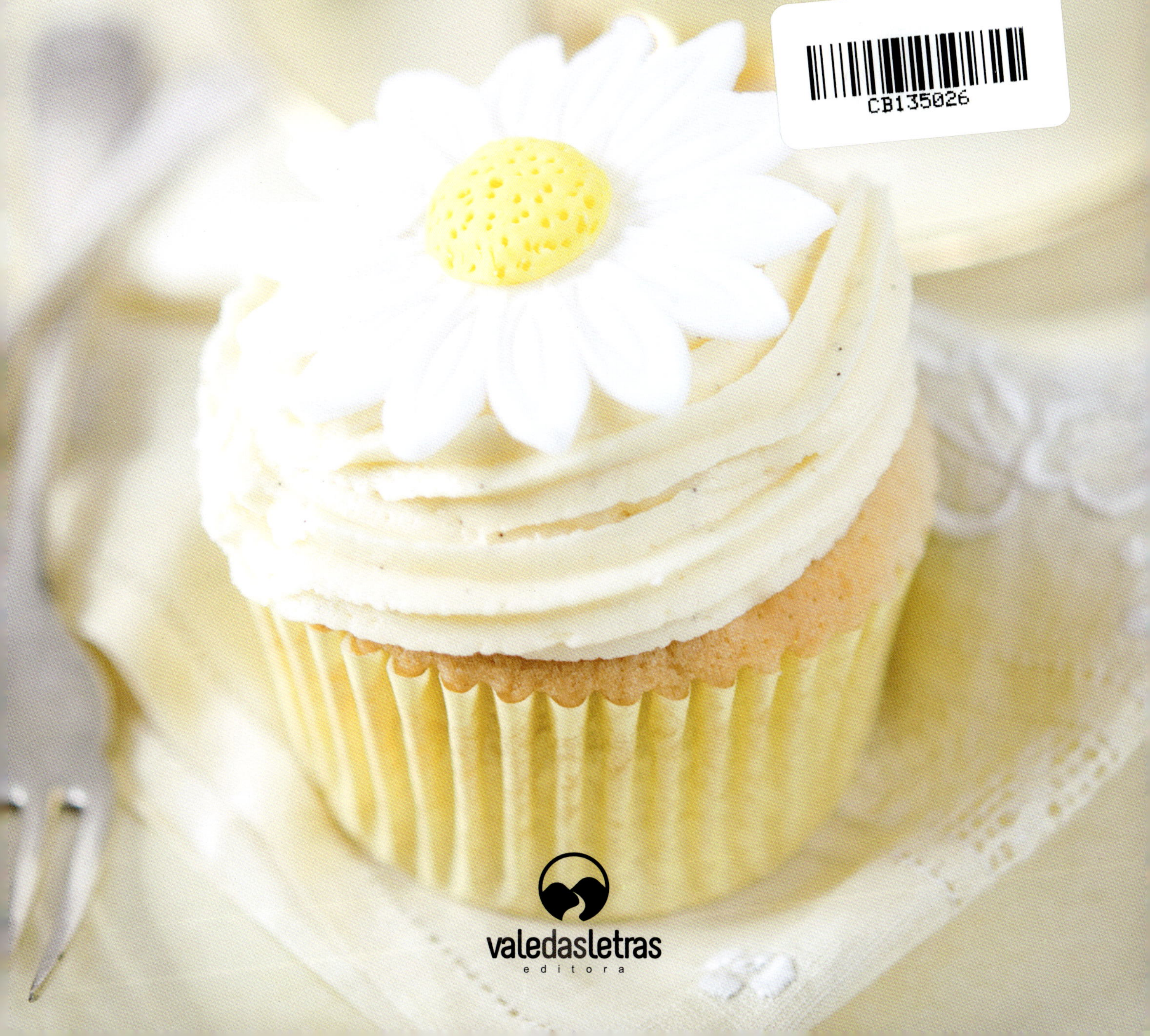

valedasletras
editora

valedasletras
editora

Editora Vale das Letras Ltda.
Rua Bahia, 5129, Salto Weissbach
Blumenau - SC CEP 89032-001
www.valedasletras.com.br

Título original: Cupcakes

Tradução: Eni Rodrigues
Revisão: Paulo H. Cecconi
e Pablo C. Lugones

 As medidas utilizadas são aproximadas.

Fotografia dos pratos e desenvolvimento das receitas:
PhotoCuisine UK
Imagens da capa e contracapa © PhotoCuisine UK

Impresso e produzido na China

Cupcakes

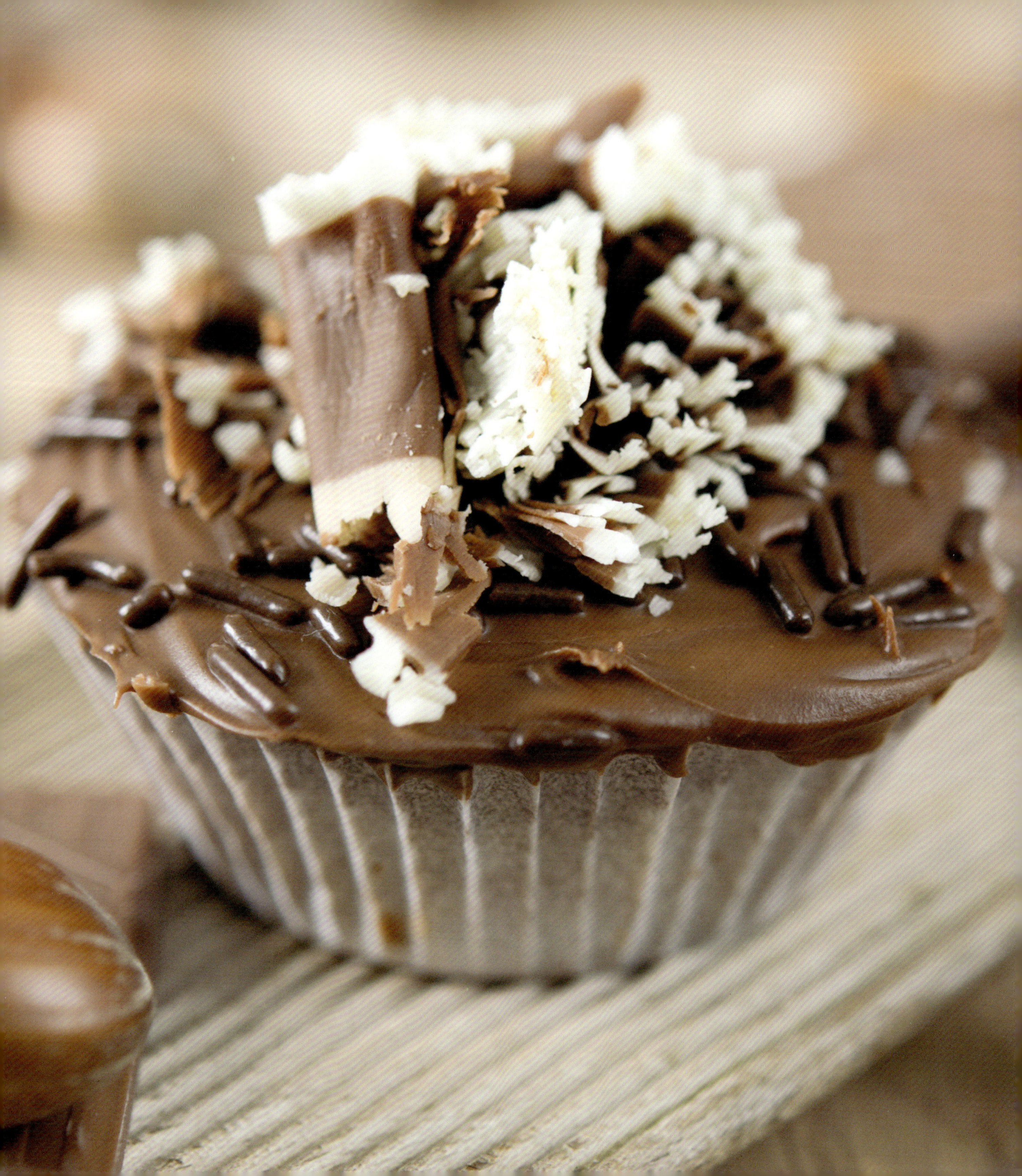

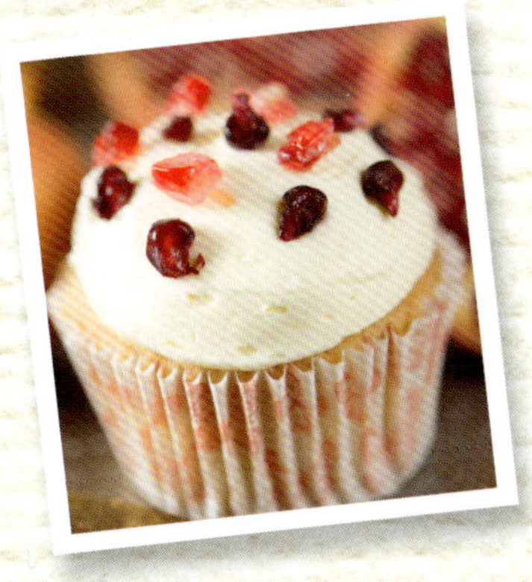
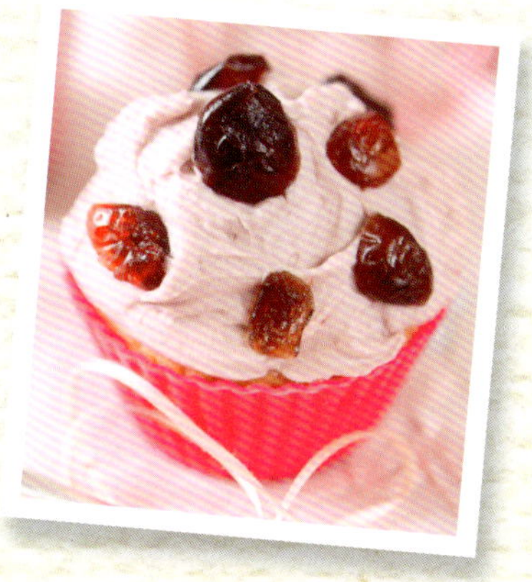

Sumário:

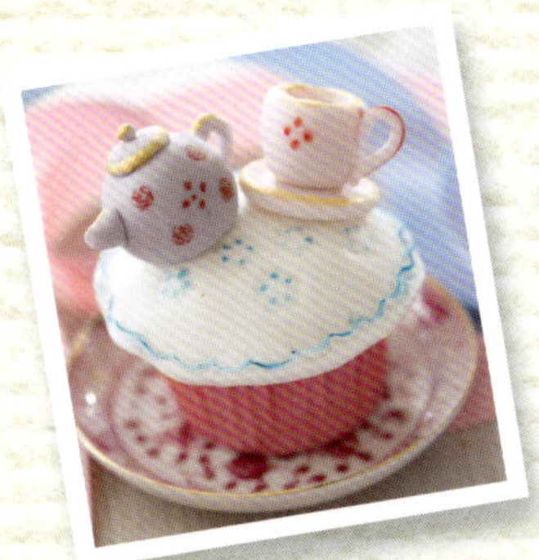
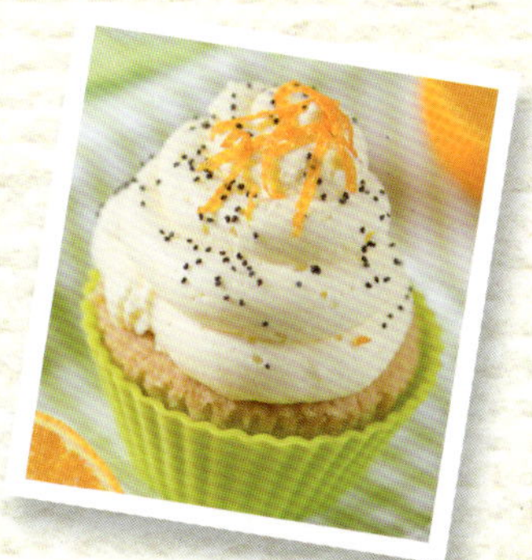

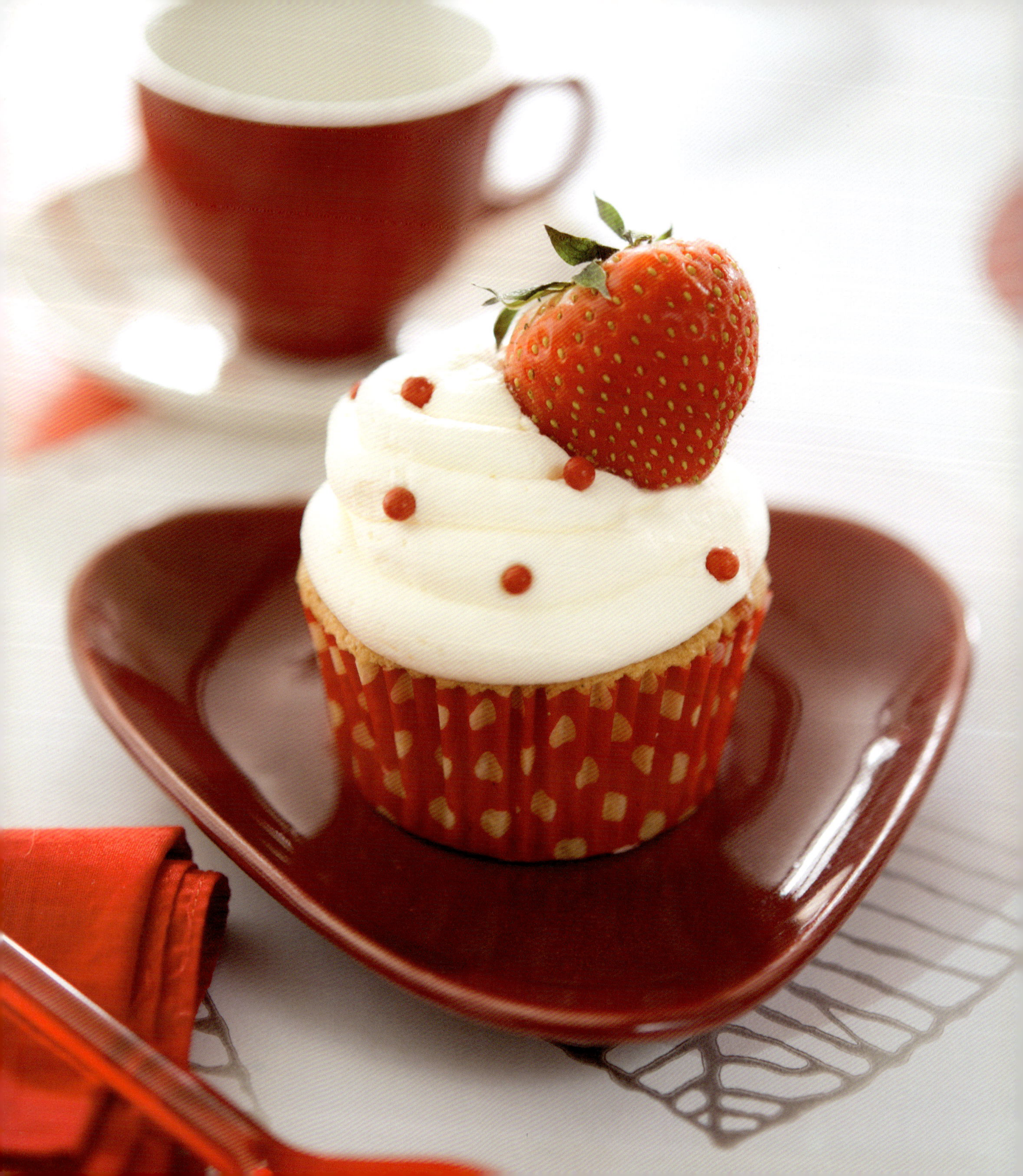

Sofisticados

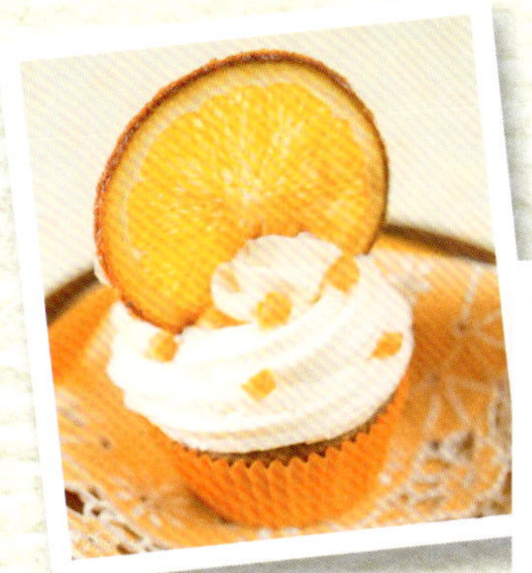
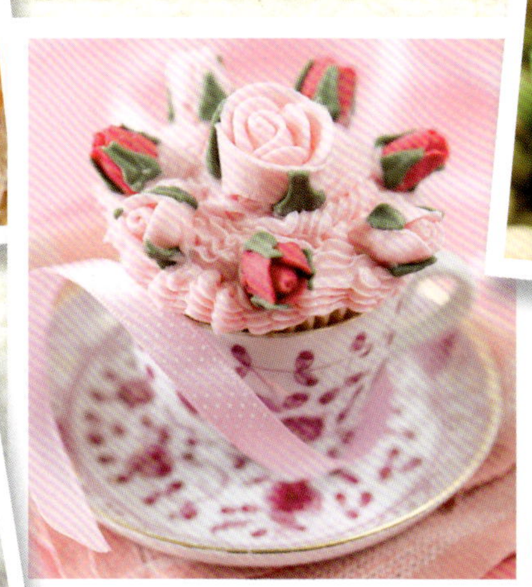
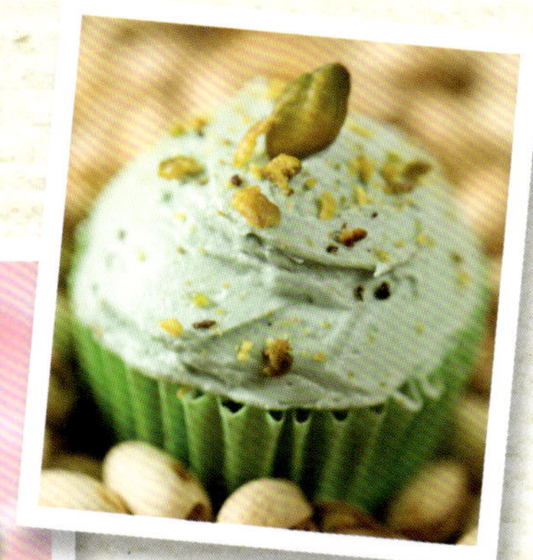
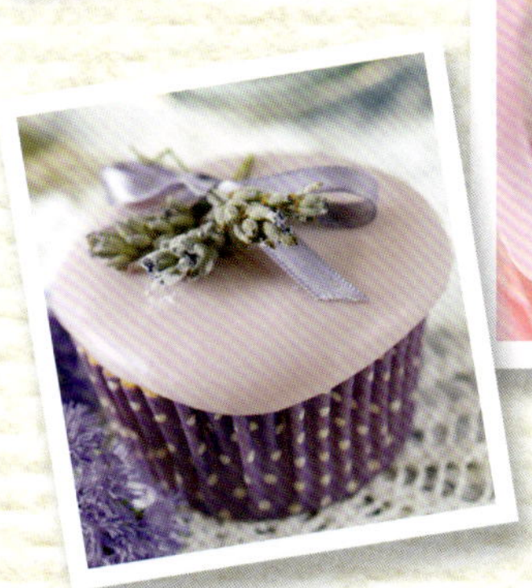
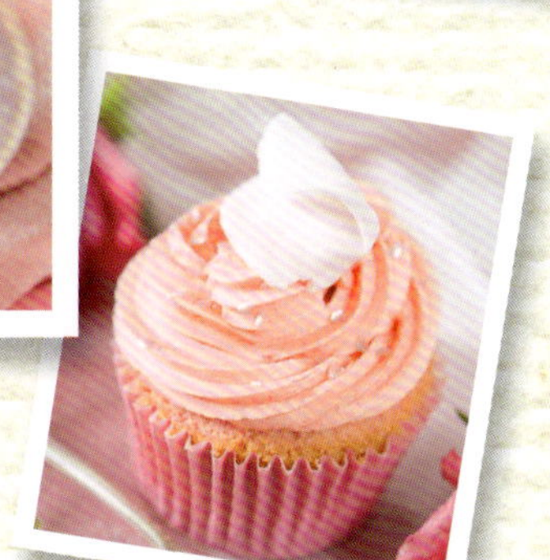

Cupcake de Mirtilo com Cavalinho

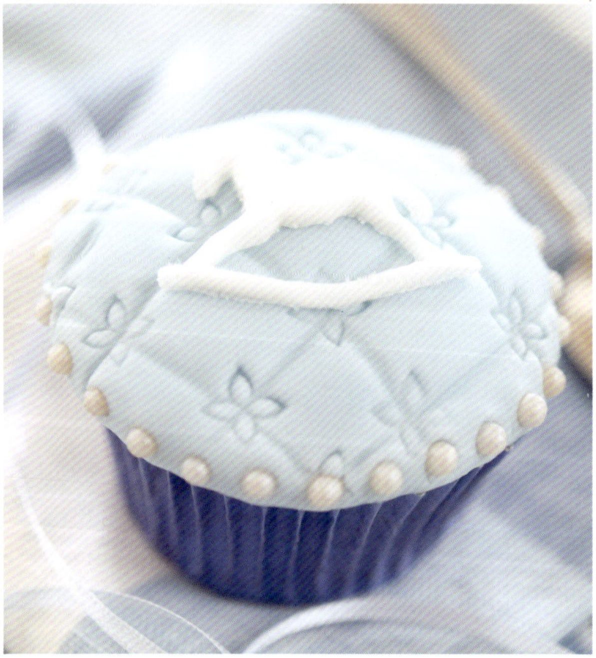

Rende 12 porções
Tempo de preparo: 1 h 30 min
Tempo de cozimento: 15-20 min

Ingredientes

⅔ de xícara (110 g) de farinha de trigo com fermento peneirada

½ xícara (110 g) de açúcar refinado

½ xícara (110 g) de manteiga amolecida

1 colher (chá) de extrato de baunilha

2 ovos grandes

⅔ de xícara (100 g) de *blueberries* (mirtilos)

Para decorar

1 ⅓ de xícaras (300 g) de *fondant* pronto para cobertura

corante alimentício azul

pérolas de açúcar brancas para decorar

Dica

Para chás de bebê, molde pequenos chocalhos em vez de cavalinhos de balanço.

Modo de preparo

- Preaqueça o forno a 190 °C e forre uma fôrma para cupcakes de 12 cavidades com forminhas de papel.

- Bata os ingredientes do bolo por 3 minutos ou até obter uma mistura homogênea. Divida a massa entre as forminhas de papel e asse por 15-20 minutos.

- Verifique o ponto com um palito de dentes; se ele sair limpo, os bolinhos estão assados. Deixe esfriar completamente.

- Reserve um pequeno pedaço de *fondant* para fazer os cavalinhos e tinja o restante com o azul claro. Abra e corte 12 círculos com o mesmo diâmetro dos cupcakes. Umedeça o lado de trás e depois molde sobre os bolinhos. Quadricule a superfície usando um palito e decore com um pequeno cortador de pétalas.

- Abra o *fondant* branco, corte 12 cavalinhos de balanço e fixe nos bolinhos usando uma pincelada de água. Pressione pérolas de açúcar por toda a borda.

Cupcake de Morango e Chantili

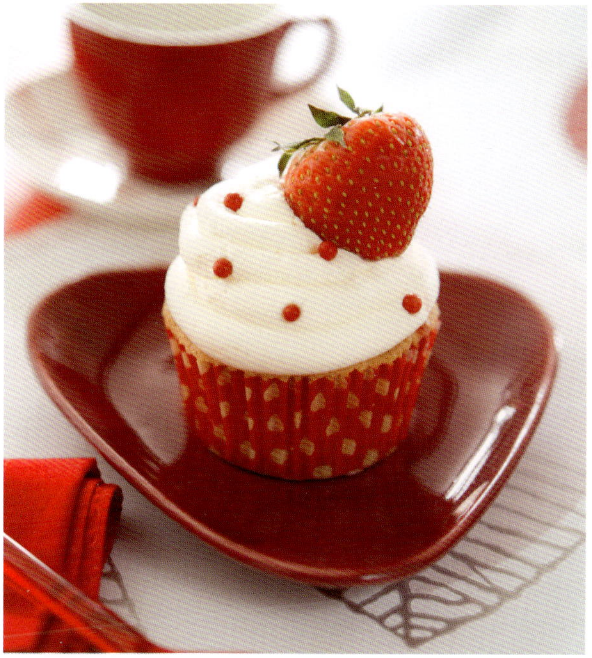

Rende 12 porções
Tempo de preparo: 40 min
Tempo de cozimento: 15-20 min

Ingredientes

⅔ de xícara (110 g) de farinha de trigo com fermento peneirada

½ xícara (110 g) de açúcar refinado

½ xícara (110 g) de manteiga amolecida

1 colher (chá) de extrato de baunilha

2 ovos grandes

Para decorar

4 colheres (sopa) de geleia de morango

1 ⅔ de xícaras (400 ml) de creme de leite fresco

12 morangos

pérolas de açúcar vermelhas para decorar

Dica

Use geleia de damasco em vez de morango e cubra cada cupcake com uma fatia de damasco fresco.

Modo de preparo

- Preaqueça o forno a 190 °C e forre uma fôrma para cupcakes de 12 cavidades com forminhas de papel.
- Meça os ingredientes para o bolo em uma tigela e bata por 3 minutos ou até obter uma mistura homogênea e leve. Divida a mistura entre as forminhas de papel, em seguida leve ao forno e asse por 15-20 minutos.
- Verifique o ponto com um palito de dentes; se ele sair limpo, os bolinhos estão assados. Transfira os bolinhos para um aramado e deixe esfriar completamente.
- Corte um cone no centro de cada bolinho, retire, encha o orifício com geleia de morango, e coloque a parte cortada de volta.
- Bata o creme de leite até o ponto de chantili e confeite uma espiral sobre cada cupcake. Cubra com um morango e decore com as pétalas de açúcar vermelhas.

Cupcake de Merengue e Limão

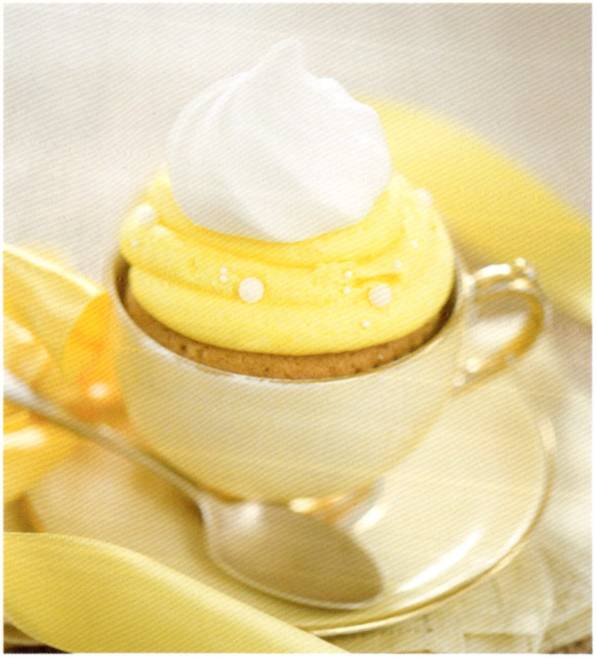

Rende 12 porções
Tempo de preparo: 40 min
Tempo de cozimento: 15-20 min

Ingredientes

⅔ de xícara (110 g) de farinha de trigo com fermento peneirada

½ xícara (110 g) de açúcar refinado

½ xícara (110 g) de manteiga amolecida

raspas de 1 limão siciliano

2 ovos grandes

Para decorar

¾ de xícara (200 ml) de creme de leite fresco

¾ de xícara (200 ml) de *curd* de limão siciliano

12 espirais de suspiro

pérolas de açúcar brancas para decorar

Dica

Exclua o *curd* de limão e misture 100 g de morangos bem picados ao creme chantili.

Modo de preparo

- Preaqueça o forno a 190 °C e forre uma fôrma para cupcakes de 12 cavidades com forminhas de papel.
- Meça os ingredientes para o bolo em uma tigela e bata por 3 minutos ou até obter uma mistura homogênea e leve. Divida a mistura entre as forminhas de papel, em seguida leve ao forno e asse por 15-20 minutos.
- Verifique o ponto com um palito de dentes; se ele sair limpo, os bolinhos estão assados. Transfira os bolinhos para um aramado e deixe esfriar completamente.
- Bata o creme de leite até o ponto de chantili e misture o *curd* de limão até incorporar completamente. Coloque a mistura sobre os bolinhos com um saco para confeitar e cubra com um merengue.
- Decore com pérolas de açúcar brancas.

Cupcake com Raspas de Chocolate

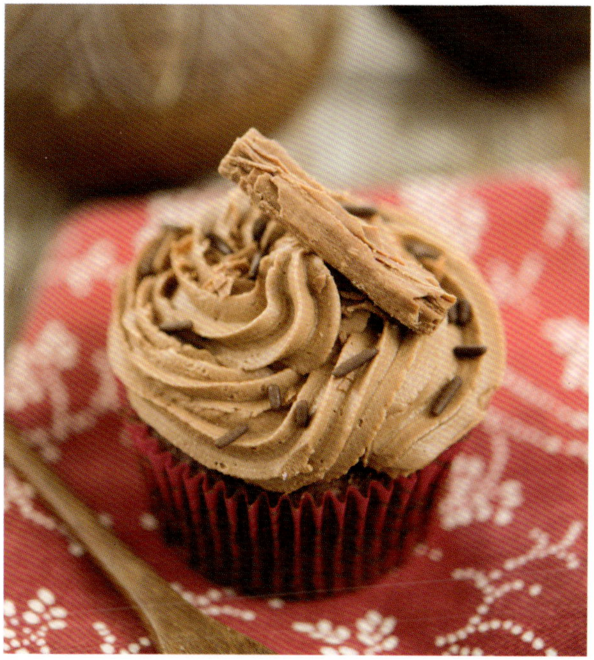

Rende 12 porções
Tempo de preparo: 1 h 10 min
Tempo de cozimento: 15-20 min

Ingredientes

⅔ de xícara (110 g) de farinha de trigo com fermento peneirada

½ xícara (110 g) de açúcar refinado

½ xícara (110 g) de manteiga amolecida

2 ovos grandes

2 colheres (sopa) de cacau em pó, sem açúcar

Para decorar

½ xícara (100 g) de manteiga amolecida

2 xícaras (200 g) de açúcar de confeiteiro

1 colher (sopa) de leite

1 colher (sopa) de cacau em pó sem açúcar

12 pedaços grandes de raspas de chocolate

chocolate granulado para decorar

Dica

Exclua o cacau em pó do glacê amanteigado e acrescente algumas gotas de essência de baunilha.

Modo de preparo

- Preaqueça o forno a 190 °C e forre uma fôrma para cupcakes de 12 cavidades com forminhas de papel.
- Bata os ingredientes do bolo por 3 minutos ou até obter uma mistura homogênea. Divida a massa entre as forminhas de papel e asse por 15-20 minutos.
- Verifique o ponto com um palito de dentes; se ele sair limpo, os bolinhos estão assados. Deixe esfriar completamente.
- Bata a manteiga até ficar homogênea e, aos poucos, misture o açúcar de confeiteiro, o leite e o cacau em pó.
- Coloque o glacê amanteigado em um saco para confeitar adaptado com um bico estrela grande e confeite uma espiral sobre os cupcakes.
- Decore cada um com um pedaço de raspas de chocolate e polvilhe com o granulado.

Cupcake de Chocolate Quente

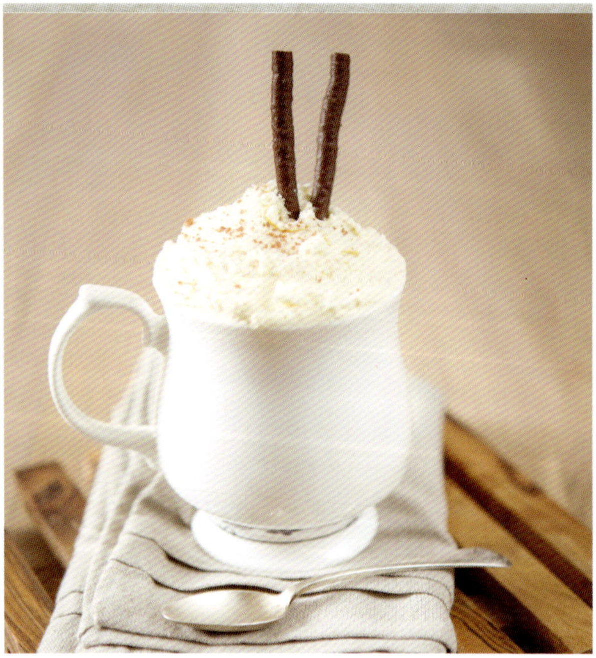

Rende 6 porções
Tempo de preparo: 20 min
Tempo de cozimento: 20-25 min

Ingredientes

⅔ de xícara (110 g) de farinha de trigo com fermento peneirada

½ xícara (110 g) de açúcar refinado

½ xícara (110 g) de manteiga amolecida

2 ovos grandes

2 colheres (sopa) de cacau em pó sem açúcar

Para decorar

1 ⅔ de xícaras (400 ml) de creme de leite fresco

6 palitos de chocolate com menta

cacau em pó sem açúcar para polvilhar

Dica

Acrescente algumas gotas de extrato de menta à massa do bolo.

Modo de preparo

- Preaqueça o forno a 190 °C e unte 6 canecas refratárias.
- Bata os ingredientes do bolo por 3 minutos ou até obter uma mistura homogênea. Divida entre as canecas e asse por 20-25 minutos.
- Verifique o ponto com um palito de dentes; se ele sair limpo, os bolinhos estão assados.
- Bata o creme de leite até o ponto de chantili e, com uma colher, coloque sobre os bolos quentes.
- Corte os palitos de chocolate com menta e adicione as duas metades a cada bolinho com uma pitada de cacau em pó.

Cupcake Margarida com Baunilha

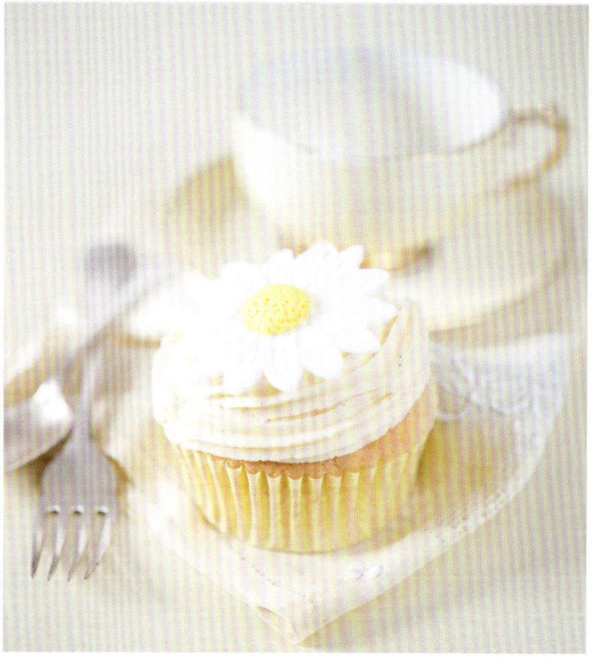

Rende 8 porções
Tempo de preparo: 15 min
Tempo de cozimento: 15-20 min

Ingredientes

⅔ de xícara (110 g) de farinha de trigo com fermento peneirada

½ xícara (110 g) de açúcar refinado

½ xícara (110 g) de manteiga amolecida

1 colher (chá) de extrato de baunilha

2 ovos grandes

Para decorar

½ xícara (100 g) de manteiga amolecida

2 xícaras (200 g) de açúcar de confeiteiro

1 colher (chá) de extrato de baunilha

12 margaridas de açúcar

Dica

Substitua o extrato de baunilha na massa do bolo e na cobertura por 1 colher (chá) de raspas de limão siciliano.

Modo de preparo

• Preaqueça o forno a 190 °C e forre uma fôrma para cupcakes de 12 cavidades com forminhas de papel.

• Bata os ingredientes do bolo até obter uma mistura homogênea e leve. Divida a massa de bolo entre as forminhas de papel e asse por 15-20 minutos, ou até que um palito inserido no centro saia limpo. Deixe esfriar completamente.

• Bata a manteiga até ficar homogênea e, aos poucos, misture o açúcar de confeiteiro e o extrato de baunilha, e bata por 2 minutos.

• Coloque o glacê amanteigado em um saco para confeitar adaptado com um bico estrela grande e confeite uma espiral sobre cada bolinho. Cubra com as margaridas de açúcar.

Cupcake com Laranja Cristalizada e Chantili

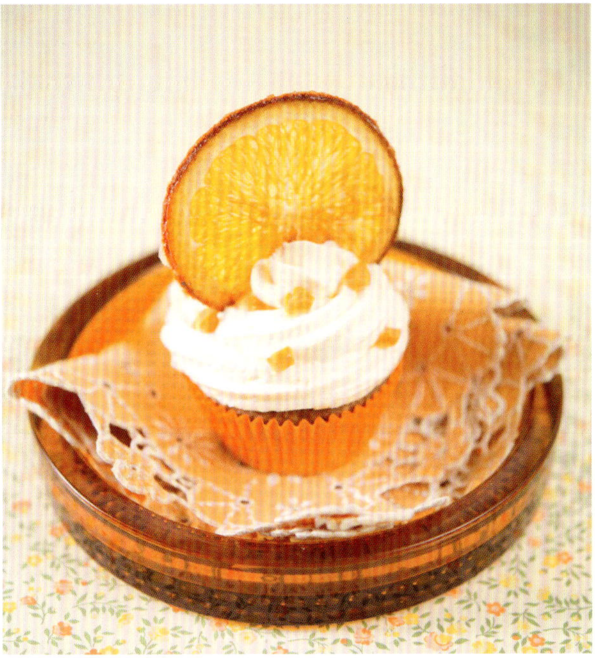

Rende 12 porções
Tempo de preparo: 40 min
Tempo de cozimento: 15-20 min

Ingredientes

⅔ de xícara (110 g) de farinha de trigo com fermento peneirada

½ xícara (110 g) de açúcar refinado

½ xícara (110 g) de manteiga amolecida

1 colher (chá) de raspas de laranja

2 ovos grandes

⅓ de xícara (50 g) de laranja cristalizada picada

Para decorar

1 ⅔ de xícaras (400 ml) de creme de leite fresco

2 colheres (sopa) de laranja cristalizada picada

12 rodelas de laranja cristalizada

Dica

Use limão siciliano cristalizado, picado e em rodelas, em vez de laranja cristalizada, e substitua as raspas de laranja por raspas de limão siciliano.

Modo de preparo

- Preaqueça o forno a 190 °C e forre uma fôrma para cupcakes de 12 cavidades com forminhas de papel.
- Meça os ingredientes para o bolo em uma tigela e bata por 3 minutos ou até obter uma mistura homogênea e leve. Divida a mistura entre as forminhas de papel, em seguida leve ao forno e asse por 15-20 minutos.
- Verifique o ponto com um palito de dentes; se ele sair limpo, os bolinhos estão assados. Transfira os bolinhos para um aramado e deixe esfriar completamente.
- Bata o creme de leite até o ponto de chantili e confeite uma espiral sobre cada cupcake. Polvilhe com pedaços de laranja cristalizada e decore cada um com uma rodela inteira de laranja cristalizada.

Cupcake Macaron

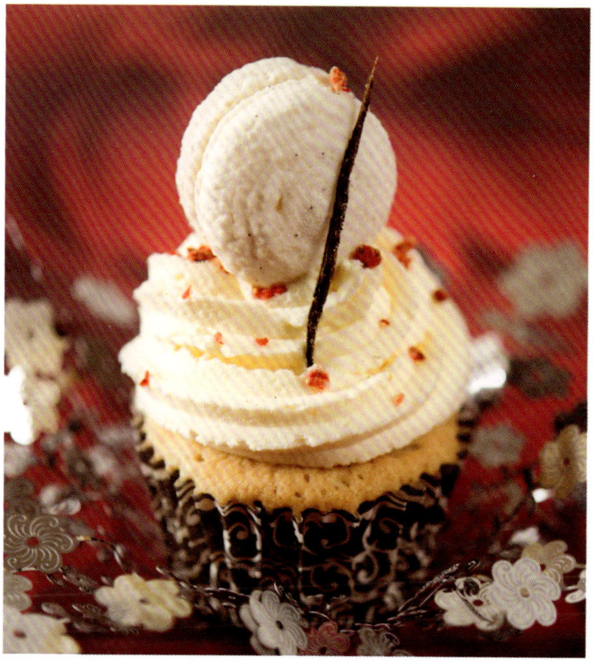

Rende 12 porções
Tempo de preparo: 45 min
Tempo de cozimento: 15-20 min

Ingredientes

⅔ de xícara (110 g) de farinha de trigo com fermento peneirada

½ xícara (110 g) de açúcar refinado

½ xícara (110 g) de manteiga amolecida

1 colher (chá) de extrato de baunilha

2 ovos grandes

Para decorar

½ xícara (100 g) de manteiga amolecida

2 xícaras (200 g) de açúcar de confeiteiro

1 colher (chá) de extrato de baunilha

2 colheres (sopa) de morangos em pedaços

12 macarons de baunilha

1 fava de baunilha

Dica

Substitua os macarons por 12 chocolates com *fondant* de morango.

Modo de preparo

- Preaqueça o forno a 190 °C e forre uma fôrma para cupcakes de 12 cavidades com forminhas de papel.
- Misture os ingredientes do bolo, em seguida divida entre as forminhas de papel e asse por 15-20 minutos, ou até que um palito inserido no centro saia limpo. Deixe esfriar completamente.
- Bata a manteiga até ficar homogênea e, aos poucos, misture o açúcar de confeiteiro e o extrato de baunilha, e bata por 2 minutos.
- Coloque o glacê amanteigado em um saco para confeitar adaptado com um bico estrela grande e confeite uma espiral sobre cada bolinho.
- Polvilhe a cobertura com pedaços de morangos congelados e coloque um macaron sobre cada bolinho.
- Corte a fava de baunilha em 12 lascas finas em diagonal, e coloque um pedaço em cada cupcake.

Cupcake Lavanda

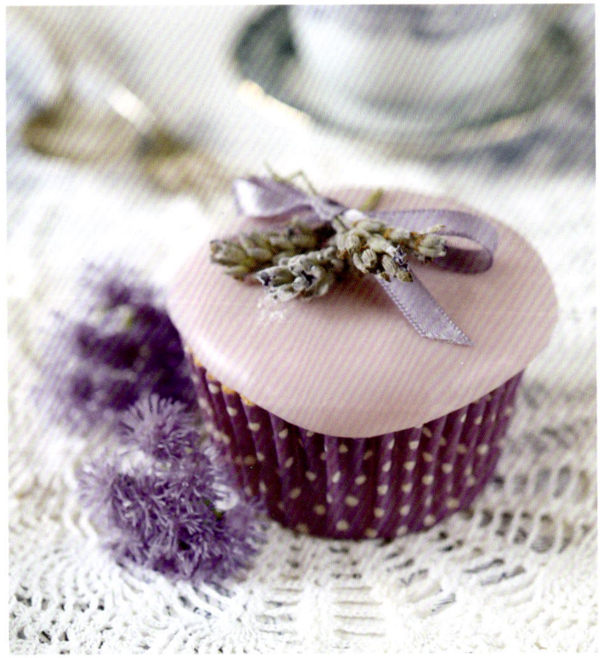

Rende 12 porções
Tempo de preparo: 1 h
Tempo de cozimento: 15-20 min

Ingredientes

⅔ de xícara (110 g) de farinha de trigo com fermento peneirada

½ xícara (110 g) de açúcar refinado

½ xícara (110 g) de manteiga amolecida

algumas gotas de óleo essencial de lavanda

2 ovos grandes

Para decorar

1 clara

2 xícaras (200 g) de açúcar de confeiteiro

algumas gotas de óleo essencial de lavanda

36 ramos de lavanda

12 fitas violetas

Dica

Acrescente 3 colheres (sopa) de geleia à massa do bolo antes de assar.

Modo de preparo

- Preaqueça o forno a 190 °C e forre uma fôrma para cupcakes de 12 cavidades com forminhas de papel.
- Bata os ingredientes do bolo por 3 minutos ou até obter uma mistura homogênea. Divida a massa entre as forminhas de papel e asse por 15-20 minutos.
- Verifique o ponto com um palito de dentes; se ele sair limpo, os bolinhos estão assados. Deixe esfriar completamente.
- Bata as claras até ficarem aeradas e, aos poucos, acrescente o açúcar de confeiteiro e o óleo de lavanda e bata por mais 3 minutos. Acrescente água fria, poucas gotas de cada vez, até atingir a textura de um creme de leite bem espesso, e depois espalhe sobre os bolinhos.
- Amarre os ramos de lavanda em feixes de 3 usando as fitas. Em seguida, coloque um ramalhete sobre cada bolo.

Cupcake Elegante com Rosas

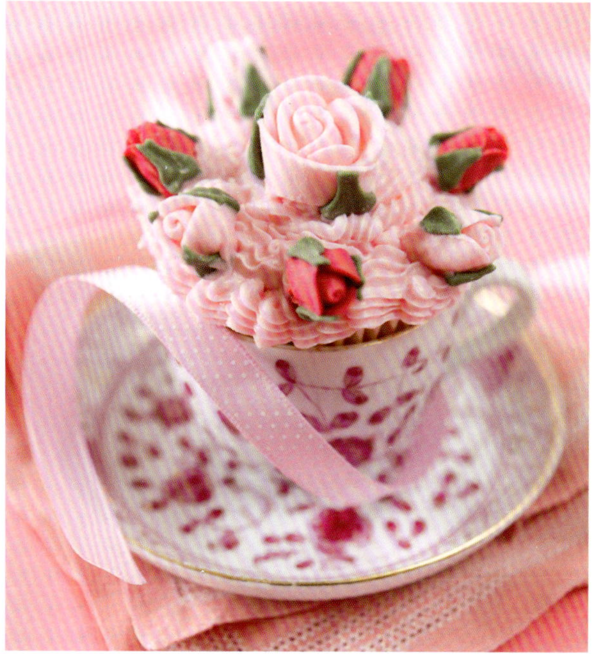

Rende 12 porções
Tempo de preparo: 45 min
Tempo de cozimento: 15-20 min

Ingredientes

⅔ de xícara (110 g) de farinha de trigo com fermento peneirada

½ xícara (110 g) de açúcar refinado

½ xícara (110 g) de manteiga amolecida

1 colher (chá) de água de rosas

2 ovos grandes

Para decorar

½ xícara (100 g) de manteiga amolecida

2 xícaras (200 g) de açúcar de confeiteiro

1 colher (chá) de água de rosas

84 rosas de açúcar pequenas

12 rosas de açúcar grandes

Dica

Exclua as rosas de açúcar e cubra cada cupcake com um grande pedaço de manjar turco.

Modo de preparo

• Preaqueça o forno a 190 °C e forre uma fôrma para cupcakes de 12 cavidades com forminhas de papel.

• Bata os ingredientes do bolo até obter uma mistura homogênea e leve. Divida a massa de bolo entre as forminhas de papel e asse por 15-20 minutos, ou até que um palito inserido no centro saia limpo. Deixe esfriar completamente.

• Bata a manteiga até ficar homogênea e, aos poucos, misture o açúcar de confeiteiro e a água de rosas, e bata por 2 minutos.

• Coloque o glacê amanteigado em um saco para confeitar adaptado com um bico estrela grande, e confeite uma espiral sobre cada bolinho. Cubra cada um com um anel de 7 rosas de açúcar pequenas, e coloque uma grande no centro.

Cupcake Amor--Perfeito Confeitado

Rende 12 porções
Tempo de preparo: 1 h 10 min
e mais o tempo para firmar
Tempo de cozimento: 15-20 min

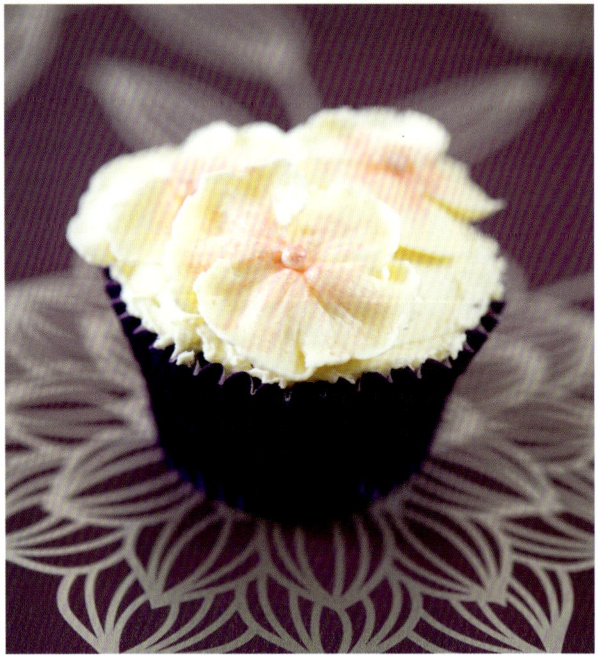

Ingredientes

⅔ de xícara (110 g) de farinha de trigo com fermento peneirada

½ xícara (110 g) de açúcar refinado

½ xícara (110 g) de manteiga amolecida

2 ovos grandes

2 colheres (sopa) de cacau em pó sem açúcar

Para decorar

½ xícara (100 g) de manteiga amolecida

2 xícaras (200 g) de açúcar de confeiteiro

1 colher (sopa) de leite

1 colher (chá) de extrato de baunilha

36 pérolas de açúcar

pó para decoração rosa

Dica

Também é possível usar o bico pétala para confeitar a flor de glacê amanteigado.

Modo de preparo

- Preaqueça o forno a 190 °C e forre uma fôrma para cupcakes de 12 cavidades com forminhas de papel.
- Misture os ingredientes do bolo por 3 minutos. Em seguida divida a massa entre as forminhas de papel e asse por 15-20 minutos.
- Verifique o ponto com um palito de dentes; se ele sair limpo, os bolinhos estão assados. Deixe esfriar completamente.
- Bata a manteiga até ficar homogênea e, aos poucos, misture o açúcar de confeiteiro, o leite e o extrato de baunilha.
- Espalhe um terço da cobertura sobre os bolos e coloque o restante em um saco para confeitar equipado com o bico pétala.
- Confeite 3 amores-perfeitos em cada cupcake e acrescente uma pérola de açúcar no centro de cada um. Deixe firmar por 2 horas e, com cuidado, polvilhe as pétalas com um pouco de pó rosa.

Cupcake Laço Rosa

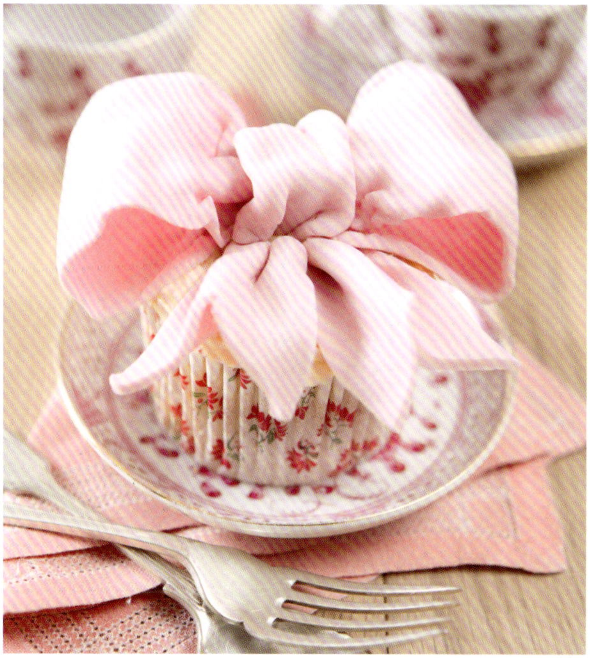

Rende 12 porções
Tempo de preparo: 1 h 45 min
Tempo de cozimento: 15-20 min

Ingredientes

⅔ de xícara (110 g) de farinha de trigo com fermento peneirada

½ xícara (110 g) de açúcar refinado

½ xícara (110 g) de manteiga amolecida

1 colher (chá) de raspas de limão siciliano

2 ovos grandes

Para o glacê amanteigado

½ xícara (100 g) de manteiga amolecida

2 xícaras (200 g) de açúcar de confeiteiro

2 colheres (chá) de suco de limão siciliano

Para decorar

2 xícaras (450 g) de *fondant* rosa para cobertura pronto

Dica

Use a mesma técnica para fazer o franzido dos laços em volta das bordas dos 12 discos de cobertura.

Modo de preparo

- Preaqueça o forno a 190 °C e forre uma fôrma para cupcakes de 12 cavidades com forminhas de papel.
- Bata os ingredientes do bolo até obter uma mistura homogênea e leve. Divida a massa de bolo entre as forminhas de papel e asse por 15-20 minutos, ou até que um palito inserido no centro saia limpo. Deixe esfriar completamente.
- Bata os ingredientes do glacê amanteigado por 2 minutos e depois confeite uma espiral sobre cada bolinho.
- Abra o *fondant* e corte tiras de 5 cm de largura. Molde cada uma, pedaço por pedaço, formando 12 laços sobre os cupcakes, e embrulhe com um pouco de papel-toalha amassado para que mantenham o formato.
- Deixe firmar e endurecer por toda a noite antes de retirar o papel-toalha.

Cupcake Colcha Luxuosa

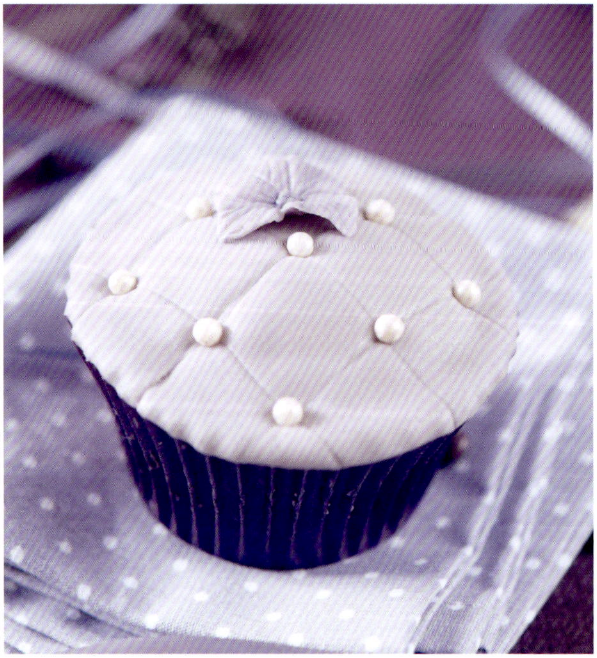

Rende 12 porções
Tempo de preparo: 1 h 10 min
Tempo de cozimento: 15-20 min

Ingredientes

Ingredientes

⅔ de xícara (110 g) de farinha de trigo com fermento peneirada

½ xícara (110 g) de açúcar refinado

½ xícara (110 g) de manteiga amolecida

1 colher (chá) de água de rosas

2 ovos grandes

Para decorar

1 ⅓ de xícaras (300 g) de *fondant* violeta para cobertura pronto

pérolas de açúcar brancas

12 flores de açúcar violetas

Dica

Acrescente raspas de limão siciliano à massa do bolo em vez de água de rosas e tinja a cobertura de amarelo.

Modo de preparo

- Preaqueça o forno a 190 °C e forre uma fôrma para cupcakes de 12 cavidades com forminhas de papel.
- Bata os ingredientes do bolo por 3 minutos ou até obter uma mistura homogênea. Divida a massa entre as forminhas de papel e asse por 15-20 minutos.
- Verifique o ponto com um palito de dentes; se ele sair limpo, os bolinhos estão assados. Deixe esfriar completamente.
- Abra o *fondant* violeta e corte 12 círculos com o mesmo diâmetro dos cupcakes usando um cortador de biscoito canelado. Umedeça o lado de trás e depois molde sobre os bolinhos.
- Use uma faca sem corte para desenhar um motivo quadriculado sobre cada cupcake, e depois coloque uma pérola de açúcar em cada cruzamento, usando uma pincelada de água para mantê-las no lugar. Cubra os bolinhos com uma flor de açúcar violeta.

Cupcakes Pétala com Framboesa

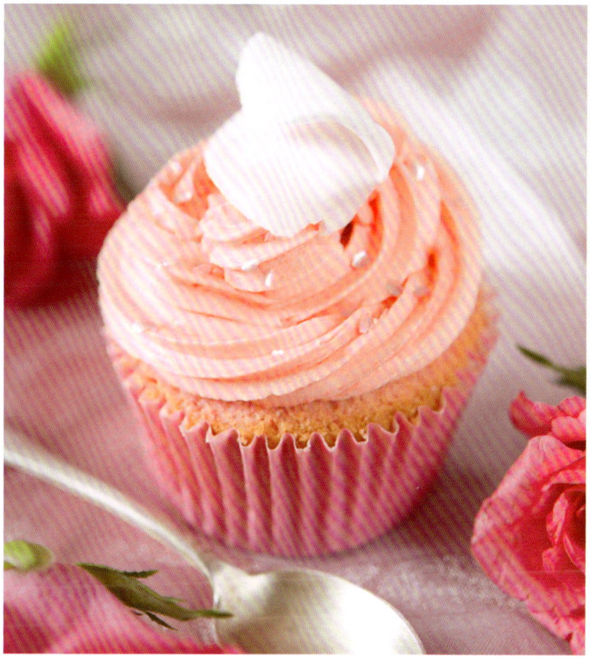

Rende 12 porções
Tempo de preparo: 45 min
Tempo de cozimento: 15-20 min

Ingredientes

⅔ de xícara (110 g) de farinha de trigo com fermento peneirada

½ xícara (110 g) de açúcar refinado

½ xícara (110 g) de manteiga amolecida

1 colher (chá) de água de rosas

2 colheres (sopa) de xarope de framboesa

2 ovos grandes

Para decorar

½ xícara (100 g) de manteiga amolecida

2 xícaras (200 g) de açúcar de confeiteiro

2 colheres (chá) de xarope de framboesa

1 colher (chá) de água de rosas

⅓ de xícara (75 g) de *fondant* pronto para cobertura

granulados prateados

Dica

Use xarope de morango em vez de framboesa.

Modo de preparo

- Preaqueça o forno a 190 °C e forre uma fôrma para cupcakes de 12 cavidades com forminhas de papel.
- Bata os ingredientes do bolo até obter uma mistura homogênea e leve. Divida a massa de bolo entre as forminhas de papel e asse por 15-20 minutos, ou até que um palito inserido no centro saia limpo. Deixe esfriar completamente.
- Bata a manteiga até ficar homogênea e, aos poucos, misture o açúcar de confeiteiro, o xarope de framboesa e a água de rosas, e bata por 2 minutos.
- Coloque o glacê amanteigado em um saco para confeitar adaptado com um bico estrela grande e confeite uma espiral sobre cada bolinho.
- Divida o *fondant* em 12 pedaços e pressione entre o polegar e os outros dedos para moldar pétalas de rosa.
- Coloque cada uma sobre um bolinho e polvilhe com um pouco de *sprinkles*.

Cupcake Flor

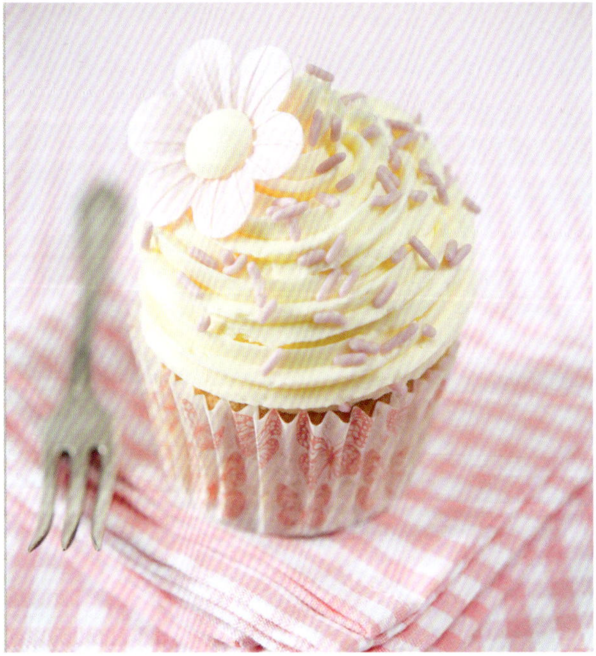

Rende 12 porções
Tempo de preparo: 45 min
Tempo de cozimento: 15-20 min

Ingredientes

⅔ de xícara (110 g) de farinha de trigo com fermento peneirada
½ xícara (110 g) de açúcar refinado
½ xícara (110 g) de manteiga amolecida
algumas gotas de óleo essencial de lavanda
1 colher (sopa) de água de rosas
2 ovos grandes

Para decorar

1 xícara (200 g) de manteiga amolecida
4 xícaras (400 g) de açúcar de confeiteiro
algumas gotas de óleo essencial de lavanda
2 colheres (chá) de água de rosas
granulado de açúcar roxo
12 flores de açúcar

Dica

Substitua o óleo de lavanda e a água de rosas na massa do bolo e na cobertura por 2 colheres (chá) de raspas de laranja, use granulados laranja e substitua as flores por rodelas de laranja caramelizada.

Modo de preparo

- Preaqueça o forno a 190 °C e forre uma fôrma para cupcakes de 12 cavidades com forminhas de papel.
- Meça os ingredientes para o bolo em uma tigela e bata por 3 minutos, ou até obter uma mistura homogênea e leve. Divida a mistura entre as forminhas de papel. Em seguida leve ao forno e asse por 15-20 minutos.
- Verifique o ponto com um palito de dentes; se ele sair limpo, os bolinhos estão assados. Transfira os bolinhos para um aramado e deixe esfriar completamente.
- Bata a manteiga até ficar homogênea e, aos poucos, misture o açúcar de confeiteiro, o óleo de lavanda e a água de rosas. Bata por 2 minutos, ou até que a mistura esteja leve e aerada.
- Coloque o glacê amanteigado em um saco para confeitar adaptado com um bico estrela grande e confeite uma espiral sobre cada bolinho. Decore cada cupcake com granulado de açúcar e uma flor.

Cupcake de Amora e Chantili

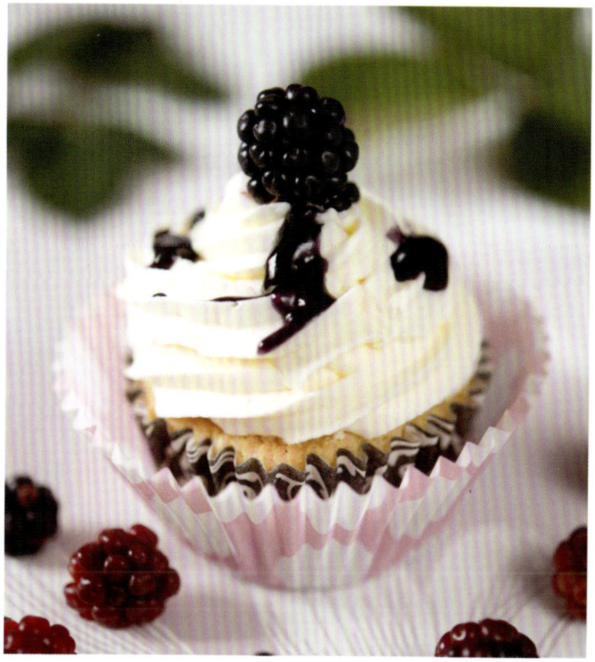

Rende 12 porções
Tempo de preparo: 40 min
Tempo de cozimento: 15-20 min

Ingredientes

⅔ de xícara (110 g) de farinha de trigo com fermento peneirada

½ xícara (110 g) de açúcar refinado

½ xícara (110 g) de manteiga amolecida

1 colher (chá) de raspas de laranja

2 ovos grandes

12 amoras

Para decorar

1 ⅔ de xícaras (400 ml) de creme de leite fresco

3 colheres (sopa) de xarope de amora

12 amoras

Dica

Substitua o xarope de amora por *crème de mure* e coloque um pouco sobre os bolinhos enquanto ainda estão quentes, saindo do forno.

Modo de preparo

- Preaqueça o forno a 190 °C e forre uma fôrma para cupcakes de 12 cavidades com forminhas de papel.
- Meça os ingredientes para o bolo em uma tigela e bata por 3 minutos, ou até obter uma mistura homogênea e leve. Divida a mistura entre as forminhas de papel. Em seguida pressione uma amora no centro de cada uma.
- Asse os bolinhos por 15-20 minutos, ou até que um palito inserido no centro saia limpo. Deixe esfriar completamente.
- Bata o creme de leite até o ponto de chantili e confeite uma espiral sobre cada cupcake.
- Regue com o xarope de amora e decore cada cupcake com uma amora.

Cupcake de Baunilha Sem Lactose

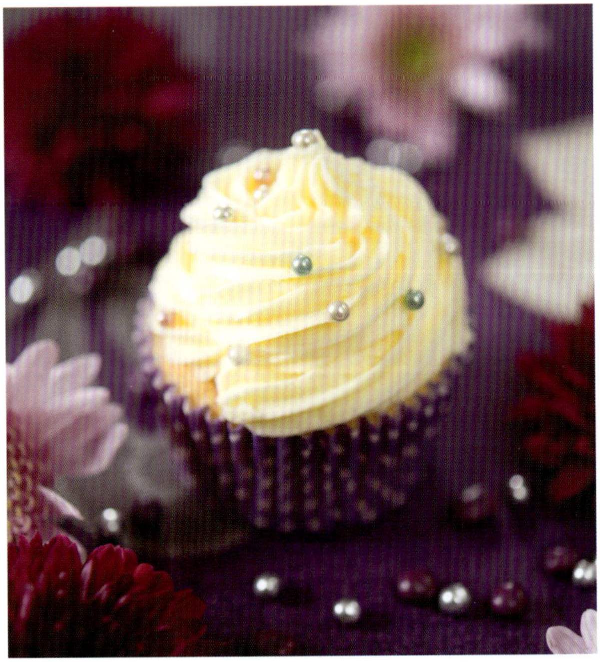

Rende 12 porções
Tempo de preparo: 45 min
Tempo de cozimento: 15-20 min

Ingredientes

⅔ de xícara (110 g) de farinha de trigo com fermento peneirada

½ xícara (110 g) de açúcar refinado

½ xícara (110 g) de margarina sem lactose

1 colher (chá) de extrato de baunilha

2 ovos grandes

Para decorar

½ xícara (100 g) de margarina de girassol

2 xícaras (200 g) de açúcar de confeiteiro

1 colher (chá) de extrato de baunilha

confeitos coloridos e prateados

Dica

Substitua o extrato de baunilha na massa do bolo e na cobertura por 1 colher (chá) de raspas de limão siciliano.

Modo de preparo

- Preaqueça o forno a 190 °C e forre uma fôrma para cupcakes de 12 cavidades com forminhas de papel.
- Bata os ingredientes do bolo até obter uma mistura homogênea e leve. Divida a massa de bolo entre as forminhas de papel e asse por 15-20 minutos, ou até que um palito inserido no centro saia limpo. Deixe esfriar completamente.
- Junte a margarina, o açúcar de confeiteiro e o extrato de baunilha até obter uma mistura homogênea, e depois bata por 2 minutos.
- Coloque o glacê amanteigado em um saco para confeitar adaptado com um bico estrela grande e confeite uma espiral sobre cada bolinho. Polvilhe com os confeitos coloridos e prateados.

Cupcake Bordado

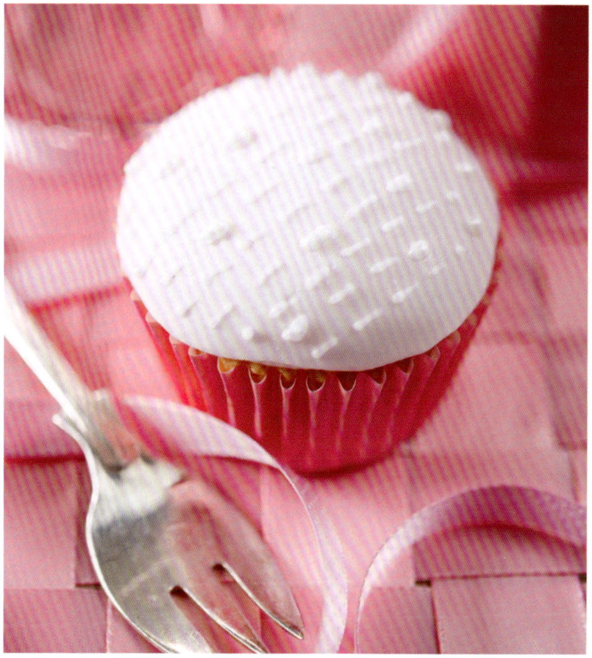

Rende 12 porções
Tempo de preparo: 1 h 10 min
Tempo de cozimento: 15-20 min
Tempo para firmar: 2 h

Ingredientes

⅔ de xícara (110 g) de farinha de trigo com fermento peneirada

½ xícara (110 g) de açúcar refinado

½ xícara (110 g) de manteiga amolecida

1 colher (chá) de extrato de baunilha

2 ovos grandes

Para decorar

1 clara

1 xícara (100 g) de açúcar de confeiteiro peneirado

2 xícaras (450 g) de *fondant* rosa para cobertura pronto

pó para decoração perolado

Dica

Tinja a cobertura reservada com um pouco de corante e use para confeitar fazendo um motivo de ponto cruz.

Modo de preparo

- Preaqueça o forno a 190 °C e forre uma fôrma para cupcakes de 12 cavidades com forminhas de papel.
- Misture os ingredientes do bolo até obter uma massa homogênea. Em seguida divida entre as forminhas de papel e asse por 15-20 minutos, ou até que um palito inserido no centro saia limpo. Deixe esfriar completamente.
- Bata as claras até ficarem aeradas, acrescente o açúcar de confeiteiro e bata por mais 3 minutos. Reserve para usar para confeitar.
- Abra o *fondant* rosa sobre uma superfície ligeiramente enfarinhada e use um cortador para fazer 12 círculos para cobrir os bolinhos. Prenda sobre os cupcakes usando uma pincelada de água.
- Confeite pontos de costura, alternando com algumas "pérolas" maiores sobre cada um com a cobertura reservada. Polvilhe as pérolas de cobertura com o pó perolado.

Cupcake de Pistache

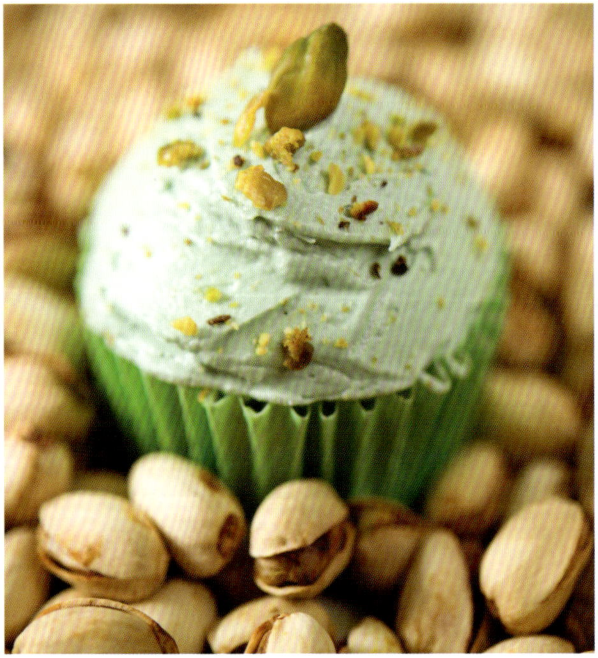

Rende 12 porções
Tempo de preparo: 40 min
Tempo de cozimento: 15-20 min

Ingredientes

⅔ de xícara (110 g) de farinha de trigo com fermento peneirada

½ xícara (110 g) de açúcar refinado

½ xícara (110 g) de manteiga amolecida

2 ovos grandes

½ xícara (75 g) de pistaches triturados

Para decorar

1 ⅔ de xícaras (400 ml) de creme de leite fresco

½ xícara (100 g) de pasta de pistache

¼ de xícara (30 g) de pistaches triturados

12 pistaches inteiros

Dica

Adicione uma colher cheia de cerejas em calda de licor sobre cada bolinho antes de cobrir com o creme, e depois decore com uma cereja fresca inteira.

Modo de preparo

- Preaqueça o forno a 190 °C e forre uma fôrma para cupcakes de 12 cavidades com forminhas de papel.
- Meça os ingredientes para o bolo em uma tigela e bata por 3 minutos ou até obter uma mistura homogênea e leve. Divida entre as forminhas de papel e asse por 15-20 minutos, ou até que um palito inserido no centro saia limpo. Deixe esfriar completamente.
- Misture o creme de leite à pasta de pistache, um pouco de cada vez, até incorporar, e então bata até firmar.
- Espalhe o creme sobre os bolinhos e cubra com os pistaches, triturados e inteiros.

Cupcake de Chocolate e Manteiga de Amendoim

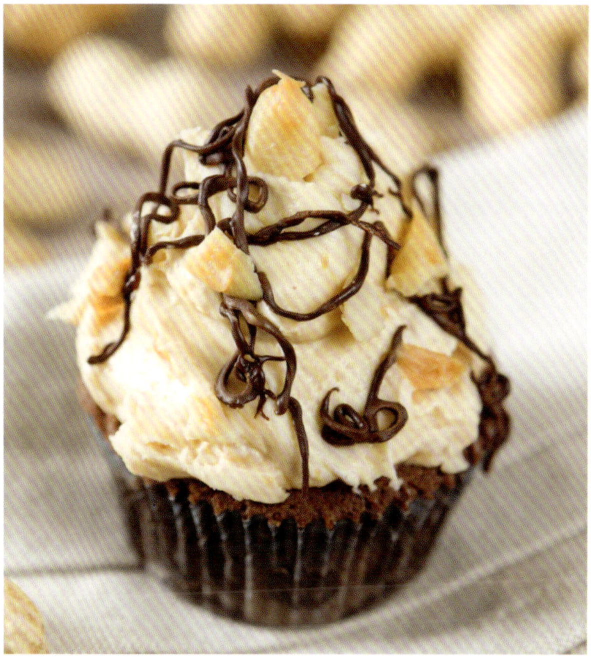

Rende 12 porções
Tempo de preparo: 45 min
Tempo de cozimento: 15-20 min

Ingredientes

⅔ de xícara (110 g) de farinha de trigo com fermento peneirada

½ xícara (110 g) de açúcar refinado

½ xícara (110 g) de manteiga amolecida

2 ovos grandes

2 colheres (sopa) de cacau em pó sem açúcar

2 colheres (sopa) de manteiga de amendoim crocante

Para decorar

½ xícara (100 g) de manteiga amolecida

2 xícaras (200 g) de açúcar de confeiteiro

2 colheres (sopa) de manteiga de amendoim crocante

½ xícara (75 g) de amendoins salgados e triturados

⅓ xícara (50 g) de chocolate amargo (com no mínimo 60% de sólidos de cacau)

Dica

Adicione 50 g de *fudge* em pedaços à massa do bolo e regue os cupcakes com calda de caramelo junto com o chocolate.

Modo de preparo

- Preaqueça o forno a 190 °C e forre uma fôrma para cupcakes de 12 cavidades com forminhas de papel.
- Bata os ingredientes do bolo por 3 minutos, ou até obter uma mistura homogênea. Divida a massa entre as forminhas de papel e asse por 15-20 minutos.
- Verifique o ponto com um palito de dentes; se ele sair limpo, os bolinhos estão assados. Deixe esfriar completamente.
- Bata a manteiga até ficar homogênea e, aos poucos, misture o açúcar de confeiteiro e a manteiga de amendoim.
- Espalhe o glacê amanteigado sobre os bolinhos e polvilhe com os amendoins triturados.
- Derreta o chocolate e espalhe sobre os cupcakes usando um saco de confeiteiro pequeno.

Cupcake de Romã e Água de Rosas

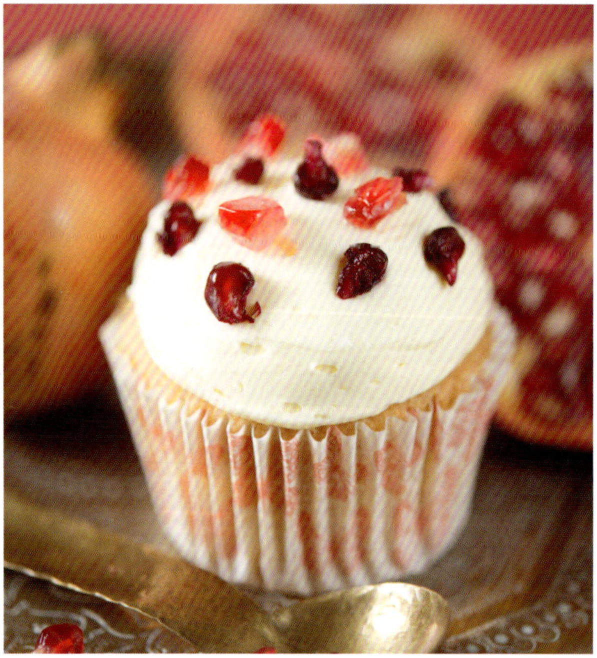

Rende 12 porções
Tempo de preparo: 40 min
Tempo de cozimento: 15-20 min

Ingredientes

⅔ de xícara (110 g) de farinha de trigo com fermento peneirada

½ xícara (110 g) de açúcar refinado

½ xícara (110 g) de manteiga amolecida

1 colher (sopa) de água de rosas

2 ovos grandes

Para decorar

1 ⅔ de xícaras (400 ml) de creme de leite fresco

2 colheres (sopa) de água de rosas

½ romã

Dica

Substitua a água de rosas por 1 colher (chá) de água de flor de laranjeira na massa do bolo e no creme.

Modo de preparo

- Preaqueça o forno a 190 °C e forre uma fôrma para cupcakes de 12 cavidades com forminhas de papel.
- Meça os ingredientes para o bolo em uma tigela e bata por 3 minutos ou até obter uma mistura homogênea e leve. Divida a mistura entre as forminhas de papel. Em seguida leve ao forno e asse por 15-20 minutos.
- Verifique o ponto com um palito de dentes; se ele sair limpo, os bolinhos estão assados. Transfira os bolinhos para um aramado e deixe esfriar completamente.
- Bata o creme de leite e a água de rosas até firmar e espalhe sobre os bolinhos.
- Sobre uma tigela, bata no fundo da metade da romã com uma colher de pau para soltar as sementes. Descarte as partes brancas amargas e polvilhe as sementes sobre os cupcakes.

Cupcake de Chocolate e Avelãs

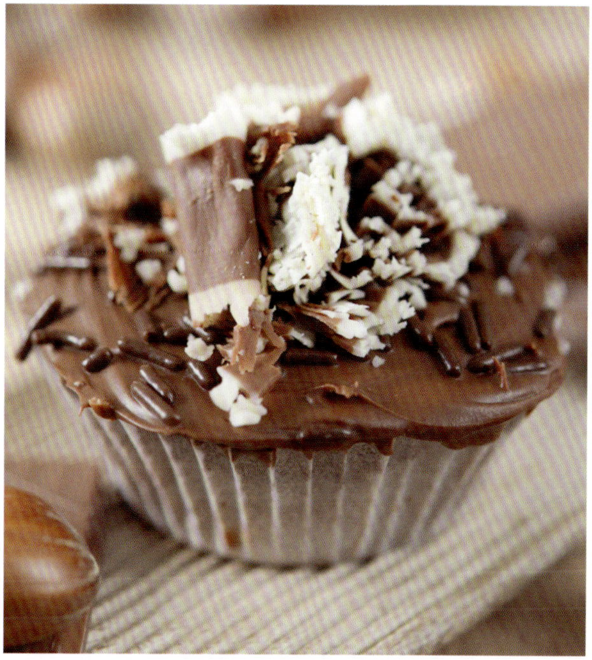

Rende 12 porções
Tempo de preparo: 45 min
Tempo de cozimento: 15-20 min

Ingredientes

⅔ de xícara (110 g) de farinha de trigo com fermento peneirada

½ xícara (110 g) de açúcar refinado

½ xícara (110 g) de manteiga amolecida

2 ovos grandes

2 colheres (sopa) de cacau em pó sem açúcar

½ xícara (75 g) de avelãs torradas trituradas

Para decorar

1 xícara (200 g) de pasta de chocolate e avelãs
raspas e granulados de chocolate para decorar.

Dica

Adicione as raspas de uma laranja à massa do bolo e polvilhe a pasta de chocolate com laranja cristalizada picada.

Modo de preparo

- Preaqueça o forno a 190 °C e forre uma fôrma para cupcakes de 12 cavidades com forminhas de papel.
- Bata os ingredientes do bolo por 3 minutos ou até obter uma mistura homogênea. Divida a massa entre as forminhas de papel e asse por 15-20 minutos.
- Verifique o ponto com um palito de dentes; se ele sair limpo, os bolinhos estão assados. Deixe esfriar completamente.
- Espalhe uma camada grossa de creme de chocolate e avelãs sobre cada cupcake e decore com as raspas e granulado de chocolate.

Cupcake de Framboesa e Marzipã

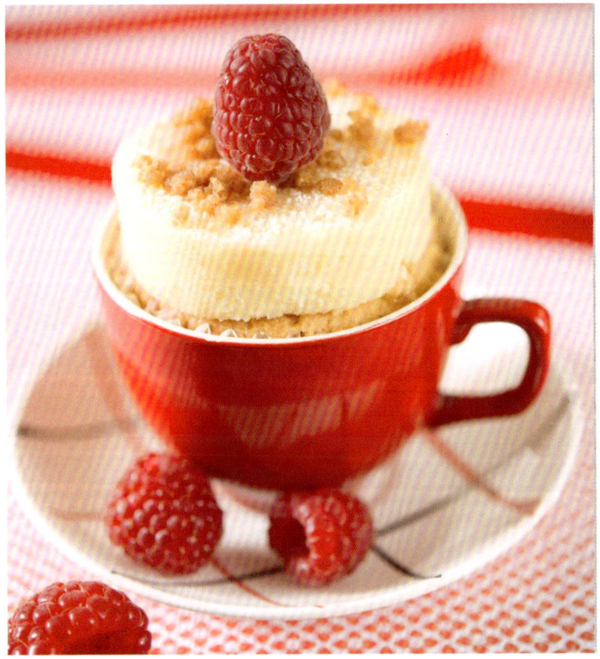

Rende 12 porções
Tempo de preparo: 50 min
Tempo de cozimento: 15-20 min

Ingredientes

⅔ de xícara (110 g) de farinha de trigo com fermento peneirada

½ xícara (110 g) de açúcar refinado

½ xícara (110 g) de manteiga amolecida

1 colher (chá) de extrato de amêndoas

2 ovos grandes

Para decorar

3 colheres (sopa) de geleia de framboesa

açúcar de confeiteiro para polvilhar

1 ⅓ de xícaras (300 g) de marzipã branco

3 biscoitos amaretto

12 framboesas

Dica

Substitua a geleia de framboesa por geleia de damasco e cubra os bolinhos com uma fatia de damasco fresco em vez de framboesas.

Modo de preparo

- Preaqueça o forno a 190 °C e forre uma fôrma para cupcakes de 12 cavidades com forminhas de papel.
- Bata os ingredientes do bolo por 3 minutos, ou até obter uma mistura homogênea. Divida a massa entre as forminhas de papel e asse por 15-20 minutos.
- Verifique o ponto com um palito de dentes; se ele sair limpo, os bolinhos estão assados. Deixe esfriar completamente.
- Corte um cone no centro de cada bolinho, retire, e encha o orifício com geleia.
- Polvilhe a superfície de trabalho com açúcar de confeiteiro, abra o marzipã e corte 12 discos grossos. Coloque sobre os bolinhos e cubra com os biscoitos amaretto esfarelados. Decore os cupcakes com uma framboesa.

Cupcake de Cereja

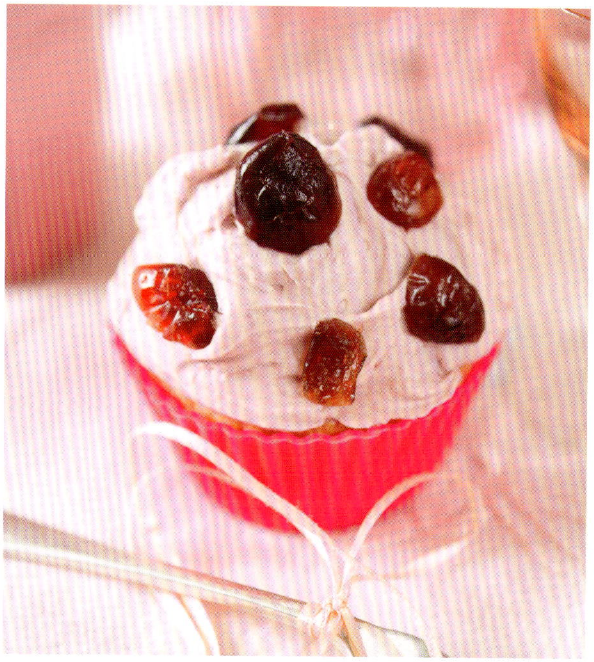

Rende 12 porções
Tempo de preparo: 40 min
Tempo de cozimento: 15-20 min

Ingredientes

⅔ de xícara (110 g) de farinha de trigo com fermento peneirada

½ xícara (110 g) de açúcar refinado

½ xícara (110 g) de manteiga amolecida

2 colheres (sopa) de xarope de cereja

2 ovos grandes

¼ de xícara (50 g) de cerejas cristalizadas picadas

Para decorar

½ xícara (100 g) de manteiga amolecida

2 xícaras (200 g) de açúcar de confeiteiro

2 colheres (sopa) de xarope de cereja

24 cerejas cristalizadas

Dica

Adicione 2 colheres (sopa) de cacau em pó sem açúcar à massa do bolo e regue os bolinhos prontos com chocolate derretido.

Modo de preparo

- Preaqueça o forno a 190 °C e forre uma fôrma para cupcakes de 12 cavidades com forminhas de papel.
- Meça os ingredientes para o bolo em uma tigela e bata por 3 minutos, ou até obter uma mistura homogênea e leve. Divida a massa entre as forminhas de papel e asse por 15-20 minutos.
- Verifique o ponto com um palito de dentes; se ele sair limpo, os bolinhos estão assados. Transfira os bolinhos para um aramado e deixe esfriar completamente.
- Bata a manteiga até ficar homogênea e, aos poucos, incorpore o açúcar de confeiteiro e o xarope de cereja. Bata por 2 minutos ou até ficar leve e aerado.
- Espalhe o glacê amanteigado sobre os bolinhos e cubra cada um com uma cereja cristalizada inteira. Corte as cerejas restantes em pedaços pequenos e decore os cupcakes.

Cupcake de Amêndoas e Framboesa

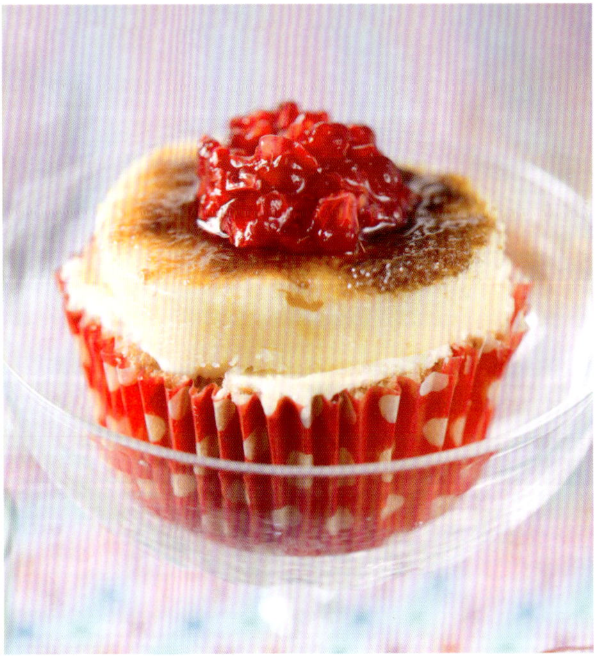

Rende 12 porções
Tempo de preparo: 50 min
Tempo de cozimento: 15-20 min

Ingredientes

⅔ de xícara (110 g) de farinha de trigo com fermento peneirada

½ xícara (110 g) de açúcar refinado

½ xícara (110 g) de manteiga amolecida

1 colher (chá) de extrato de amêndoas

2 ovos grandes

½ xícara (50 g) de amêndoas torradas trituradas

12 framboesas (amassadas até formarem uma polpa)

Para decorar

açúcar de confeiteiro para polvilhar

1 ⅓ de xícaras (300 g) de marzipã branco

16 framboesas

Dica

Exclua as framboesas e adicione as raspas de um limão siciliano à massa do bolo.

Modo de preparo

- Preaqueça o forno a 190 °C e forre uma fôrma para cupcakes de 12 cavidades com forminhas de papel.
- Bata os ingredientes do bolo por 3 minutos, ou até obter uma mistura homogênea. Divida a massa entre as forminhas de papel e asse por 15-20 minutos.
- Verifique o ponto com um palito de dentes; se ele sair limpo, os bolinhos estão assados. Deixe esfriar completamente.
- Polvilhe a superfície de trabalho com açúcar de confeiteiro, abra o marzipã e corte 12 discos grossos. Caramelize a parte superior do marzipã com um maçarico culinário ou sob o grill quente, e depois coloque sobre os bolinhos.
- Amasse grosseiramente as framboesas com um garfo, e coloque a polpa sobre os cupcakes.

Cupcake Bordado Inglês

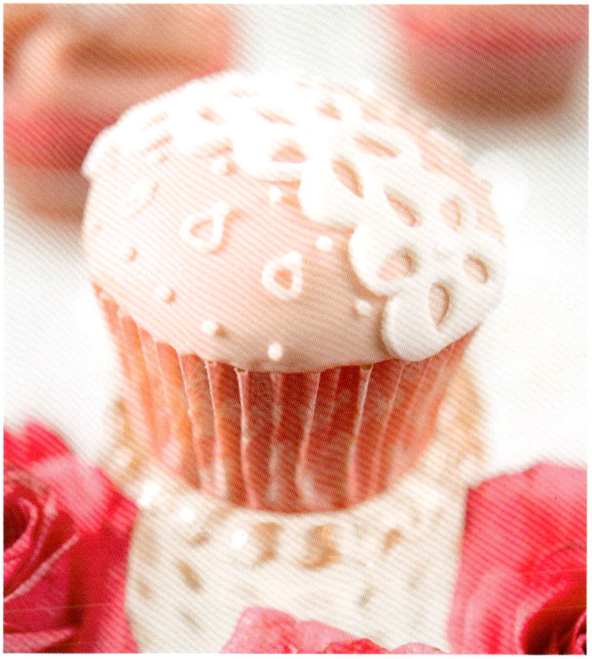

Rende 12 porções
Tempo de preparo: 1 h 15 min
Tempo de cozimento: 15-20 min

Ingredientes

⅔ de xícara (110 g) de farinha de trigo com fermento peneirada

½ xícara (110 g) de açúcar refinado

½ xícara (110 g) de manteiga amolecida

1 colher (sopa) de água de rosas

2 ovos grandes

Para decorar

1 clara

2 xícaras (200 g) de açúcar de confeiteiro peneirado

algumas gotas de água de rosas

corante alimentício rosa

1 xícara (225 g) de *fondant* pronto para cobertura

Dica

Use um rolo marcador para gravar um motivo rendado em uma folha de *fondant*, corte círculos e grude na superfície dos bolinhos.

Modo de preparo

- Preaqueça o forno a 190 °C e forre uma fôrma para cupcakes de 12 cavidades com forminhas de papel.
- Misture os ingredientes do bolo até obter uma massa homogênea. Em seguida divida entre as forminhas de papel e asse por 15-20 minutos, ou até que um palito inserido no centro saia limpo. Deixe esfriar completamente.
- Bata as claras até ficarem aeradas, acrescente o açúcar de confeiteiro e bata por mais 3 minutos. Adicione a água de rosas, poucas gotas por vez, até atingir a consistência de um creme de leite espesso.
- Reserve um pouco da cobertura para confeitar e tinja o restante de rosa. Espalhe sobre os bolinhos.
- Abra o *fondant* e use um cortador rendado ou de bordado inglês para fazer fitas floridas, e grude usando uma pincelada de água.
- Use a cobertura branca reservada para confeitar os demais detalhes.

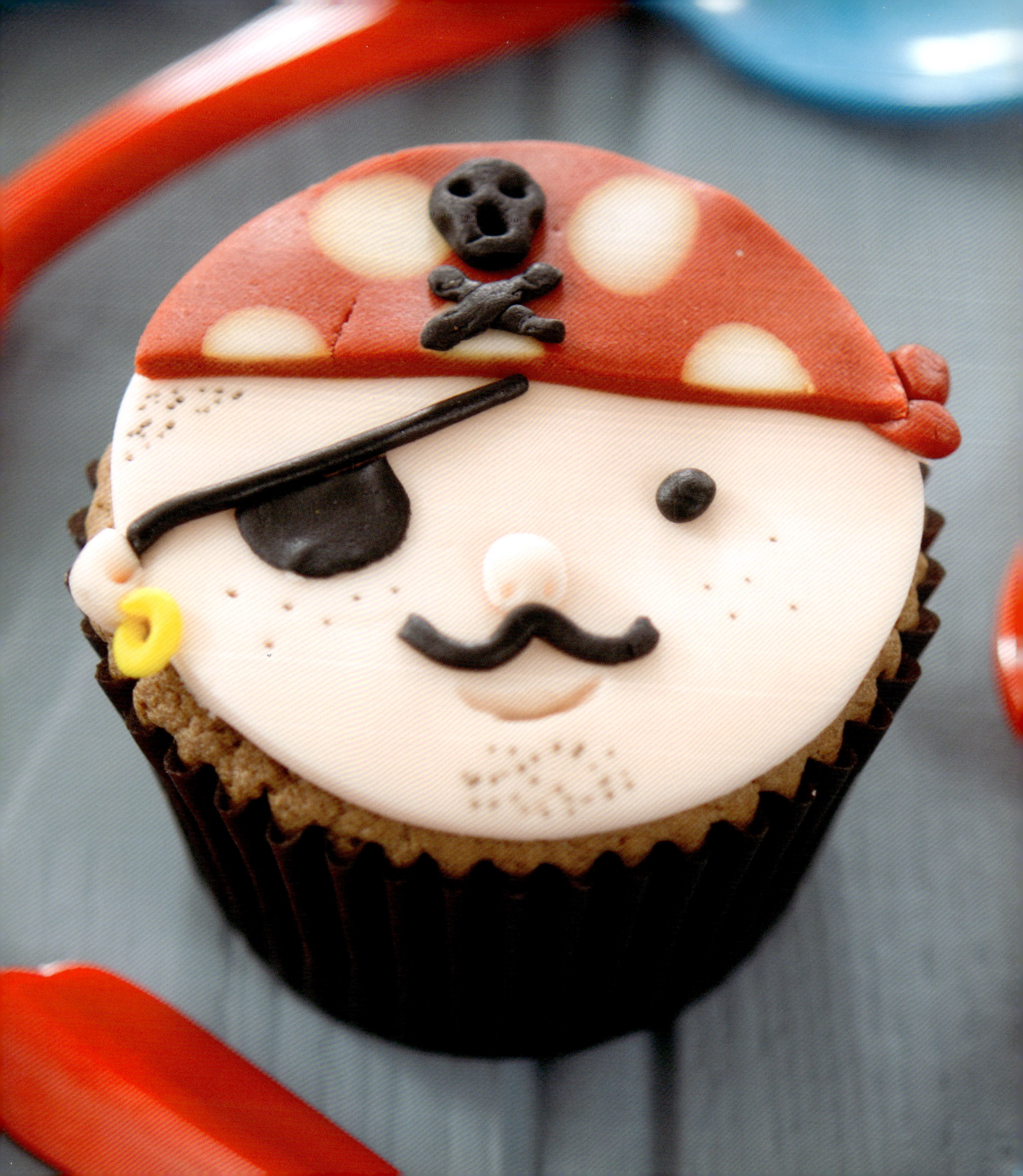

Ocasiões Especiais e Ideias Originais

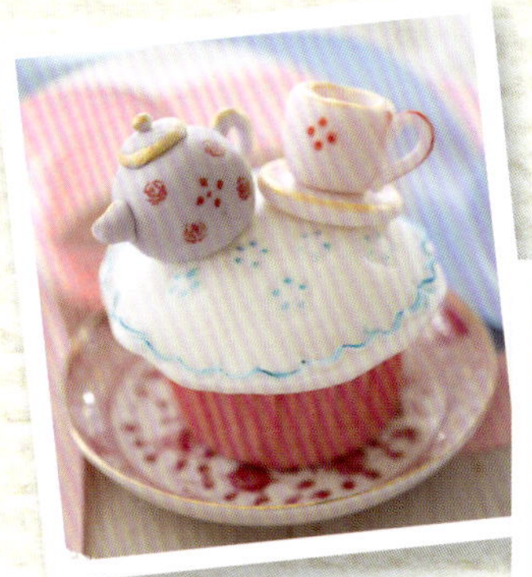

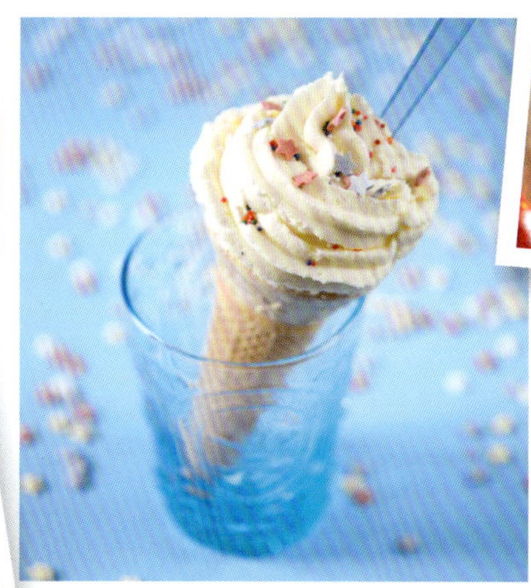

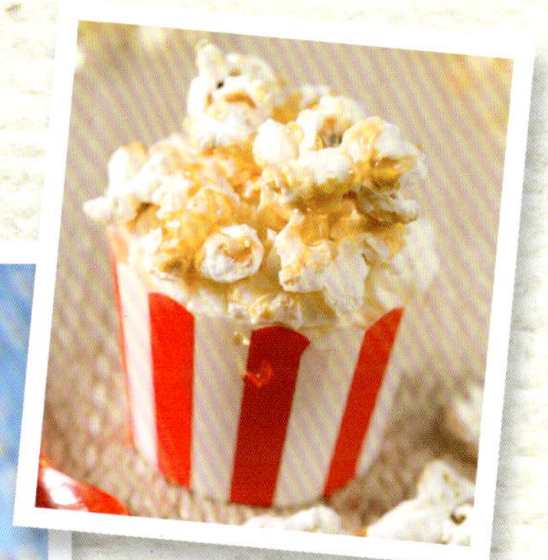

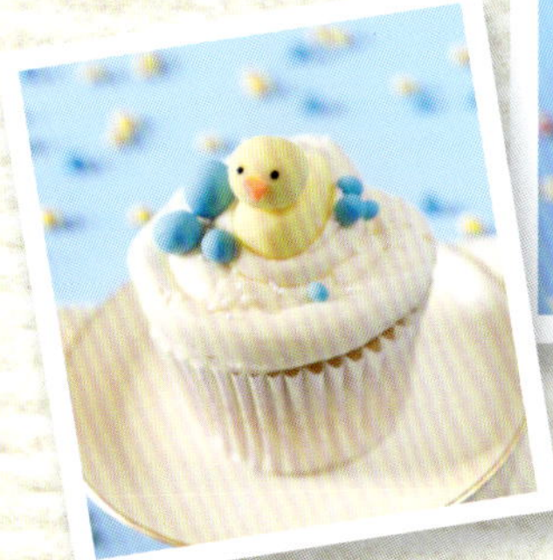

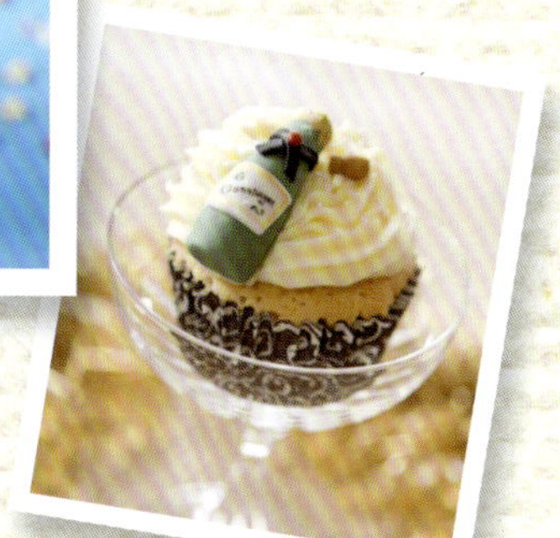

Cupcake Flor com Docinhos

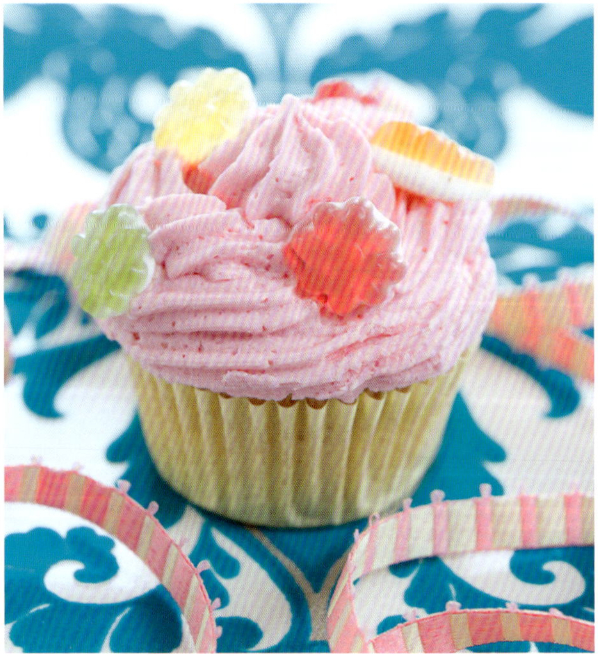

Rende 12 porções
Tempo de preparo: 40 min
Tempo de cozimento: 15-20 min

Ingredientes

⅔ de xícara (110 g) de farinha de trigo com fermento peneirada

½ xícara (110 g) de açúcar refinado

½ xícara (110 g) de manteiga amolecida

1 colher (chá) de extrato de baunilha

2 ovos grandes

Para decorar

½ xícara (100 g) de manteiga amolecida

2 xícaras (200 g) de açúcar de confeiteiro

1 colher (sopa) de leite

algumas gotas de corante alimentício rosa

balas de gelatina em formato de flor para decorar

Dica

Adicione 2 colheres (sopa) de xarope de morango à massa do bolo e decore com balas de gelatina em formato de morango.

Modo de preparo

- Preaqueça o forno a 190 °C e forre uma fôrma para cupcakes de 12 cavidades com forminhas de papel.
- Meça os ingredientes para o bolo em uma tigela, e bata por 3 minutos ou até obter uma mistura homogênea e leve. Divida a mistura entre as forminhas de papel, em seguida leve ao forno e asse por 15-20 minutos.
- Verifique o ponto com um palito de dentes; se ele sair limpo, os bolinhos estão assados. Transfira os bolinhos para um aramado e deixe esfriar completamente.
- Bata a manteiga até ficar homogênea e, aos poucos, incorpore o açúcar de confeiteiro, o leite e o corante alimentício. Bata por 2 minutos ou até ficar leve e aerado.
- Coloque o glacê amanteigado em um saco para confeitar adaptado com um bico estrela grande e confeite uma espiral sobre cada bolinho. Decore com as balas de gelatina em formato de flor.

Cupcake Champagne

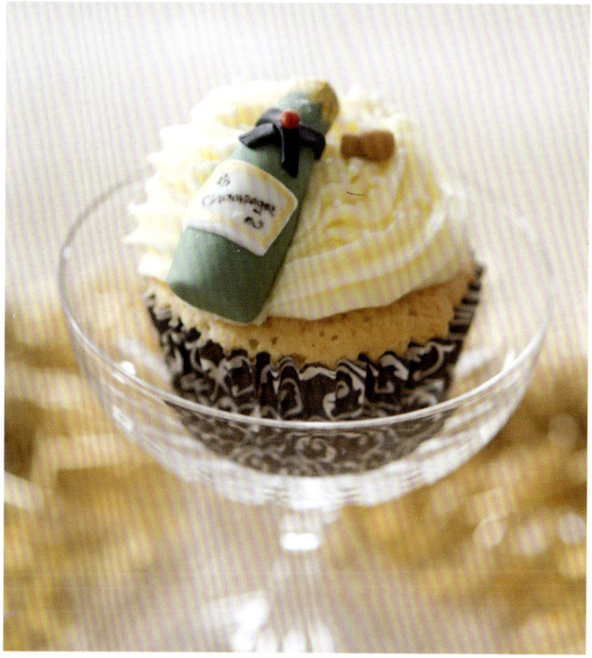

Rende 12 porções
Tempo de preparo: 1 h 30 min
Tempo de cozimento: 15-20 min

Ingredientes

⅔ de xícara (110 g) de farinha de trigo com fermento peneirada
½ xícara (110 g) de açúcar refinado
½ xícara (110 g) de manteiga amolecida
2 colheres (chá) de *marc de champagne*
2 ovos grandes

Para o glacê amanteigado

½ xícara (100 g) de manteiga amolecida
2 xícaras (200 g) de açúcar de confeiteiro
2 colheres (chá) de *marc de champagne*

Para decorar

⅔ de xícara (150 g) de *fondant* pronto para cobertura
corante alimentício verde, preto, marrom e vermelho
canetas para alimentos dourada e preta

Dica

Substitua o *marc de champagne* por whisky e modele o *fondant* em 12 garrafinhas de whisky.

Modo de preparo

- Preaqueça o forno a 190 °C e forre uma fôrma para cupcakes de 12 cavidades com forminhas de papel.
- Bata os ingredientes do bolo até obter uma mistura homogênea e leve. Divida a massa de bolo entre as forminhas de papel e asse por 15-20 minutos ou até que um palito inserido no centro saia limpo. Deixe esfriar completamente.
- Bata os ingredientes do glacê amanteigado por 2 minutos, e depois confeite uma espiral sobre cada bolinho.
- Tinja dois terços do *fondant* de verde e molde 12 garrafinhas. Faça os rótulos com a cobertura branca e cole com uma pincelada de água.
- Molde um laço em cada uma usando o *fondant* preto e coloque um selo de *fondant* vermelho. Faça 12 rolhas marrons, e use as canetas decorativas para adicionar os detalhes aos rótulos. Com cuidado, coloque as garrafinhas sobre os cupcakes.

Cupcake Bule de Chá

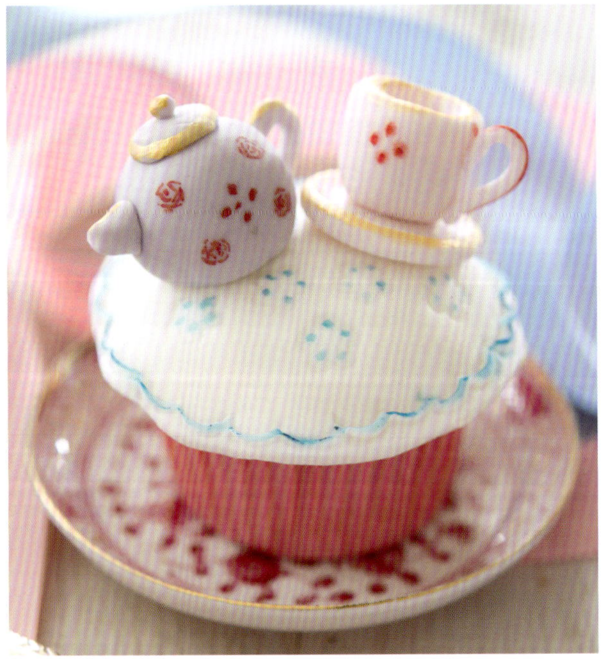

Rende 12 porções
Tempo de preparo: 1 h 30 min
Tempo de cozimento: 15-20 min

Ingredientes

⅔ de xícara (110 g) de farinha de trigo com fermento peneirada

½ xícara (110 g) de açúcar refinado

½ xícara (110 g) de manteiga amolecida

2 colheres (chá) de chá em pó instantâneo

2 ovos grandes

Para decorar

2 xícaras (450 g) de *fondant* pronto para cobertura

corante alimentício rosa e violeta

canetas para alimentos vermelha, azul e dourada

Dica

Substitua o chá em pó por *chai* em pó instantâneo.

Modo de preparo

- Preaqueça o forno a 190 °C e forre uma fôrma para cupcakes de 12 cavidades com forminhas de papel.
- Bata os ingredientes do bolo por 3 minutos. Divida a massa entre as forminhas de papel e asse por 15-20 minutos.
- Verifique o ponto com um palito de dentes; se ele sair limpo, os bolinhos estão assados. Deixe esfriar completamente.
- Abra a cobertura de *fondant* e corte 12 círculos. Pincele a parte de trás com água e coloque sobre os bolinhos, moldando para que fiquem uniformes. Use um marcador canelado e outro pequeno em formato de flor para gravar a superfície de cada um.
- Tinja metade do restante da cobertura de violeta e molde 12 bules de chá. Tinja a outra metade de rosa e molde 12 xícaras e pires.
- Prenda os bules, as xícaras e os pires aos cupcakes com uma pincelada de água, em seguida acrescente os detalhes com as canetas decorativas.

Cupcake Pirata

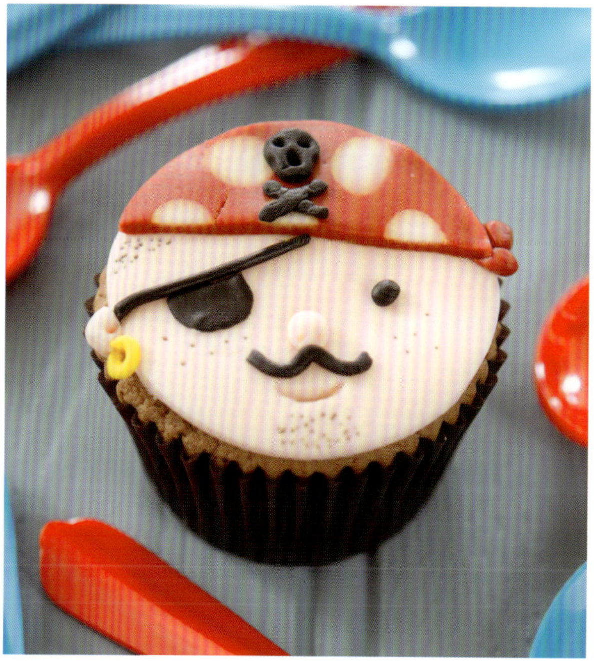

Rende 12 porções
Tempo de preparo: 1 h 30 min
Tempo de cozimento: 15-20 min

Ingredientes

⅔ de xícara (110 g) de farinha de trigo com fermento peneirada

½ xícara (110 g) de açúcar refinado

½ xícara (110 g) de manteiga amolecida

1 colher (chá) de extrato de baunilha

2 ovos grandes

Para decorar

2 xícaras (450 g) de *fondant* pronto para cobertura

corante alimentício rosa, vermelho, preto e amarelo

caneta para alimentos preta

Dica

Tinja os lenços de cabelo de violeta e acrescente algumas gotas de corante violeta à massa do bolo.

Modo de preparo

• Preaqueça o forno a 190 °C e forre uma fôrma para cupcakes de 12 cavidades com forminhas de papel.

• Bata os ingredientes do bolo por 3 minutos. Divida a massa entre as forminhas de papel e asse por 15-20 minutos.

• Verifique o ponto com um palito de dentes; se ele sair limpo, os bolinhos estão assados. Deixe esfriar completamente.

• Tinja metade da cobertura de *fondant* de rosa, abra e corte 12 círculos. Pincele a parte de trás com água e molde sobre os bolinhos até que fiquem uniformes.

• Tinja dois terços do restante da cobertura de vermelho e abra. Faça bolinhas com as sobras da cobertura rosa, espalhe sobre o *fondant* vermelho e abra novamente. Faça 6 círculos, e depois corte ao meio para fazer os lenços.

• Divida o restante do *fondant* em dois e tinja um de preto e o outro de amarelo. Modele os demais detalhes e desenhe um pouco de barba por fazer com a caneta para alimentos.

Cupcake Casquinha de Sorvete

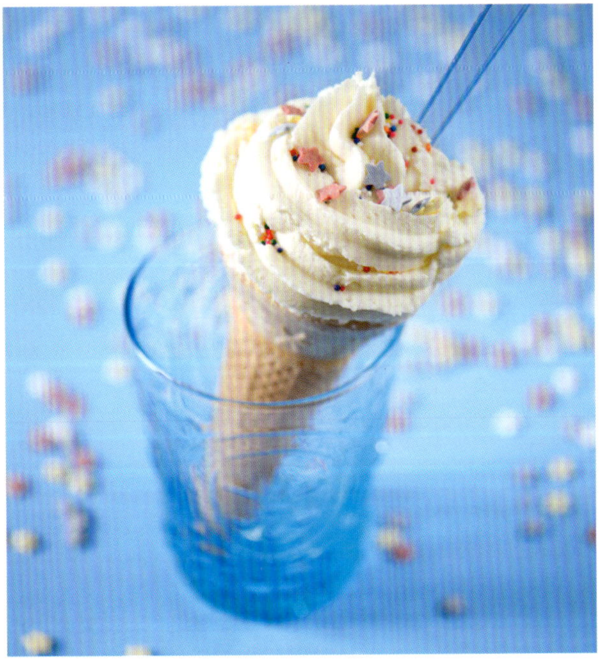

Rende 12 porções
Tempo de preparo: 45 min
Tempo de cozimento: 12-18 min

Ingredientes

⅔ de xícara (110 g) de farinha de trigo com fermento peneirada

½ xícara (110 g) de açúcar refinado

½ xícara (110 g) de manteiga amolecida

2 ovos grandes

1 colher (chá) de extrato de baunilha

12 casquinhas de sorvete

Para decorar

½ xícara (100 g) de manteiga amolecida

2 xícaras (200 g) de açúcar de confeiteiro

1 colher (sopa) de leite

1 colher (sopa) de granulado colorido

1 colher (sopa) de estrelinhas de açúcar

Dica

Mergulhe os bolinhos com a cobertura em uma tigela de coco ralado e cubra com raspas de chocolate.

Modo de preparo

- Preaqueça o forno a 190 °C e forre uma fôrma para cupcakes de 12 cavidades com forminhas de papel.
- Bata os ingredientes do bolo por 3 minutos, ou até obter uma mistura homogênea. Divida a massa entre 12 casquinhas para sorvete. Em seguida coloque cada uma de pé em uma fôrma e asse por 12-18 minutos.
- Verifique o ponto com um palito de dentes; se ele sair limpo, os bolinhos estão assados. Deixe esfriar completamente.
- Bata a manteiga até ficar homogênea e, aos poucos, misture o açúcar de confeiteiro e o leite.
- Coloque o glacê amanteigado em um saco para confeitar adaptado com um bico estrela grande e confeite uma espiral sobre cada casquinha.
- Adicione os granulados e as estrelas de açúcar.

Cupcake Pipoca Caramelada

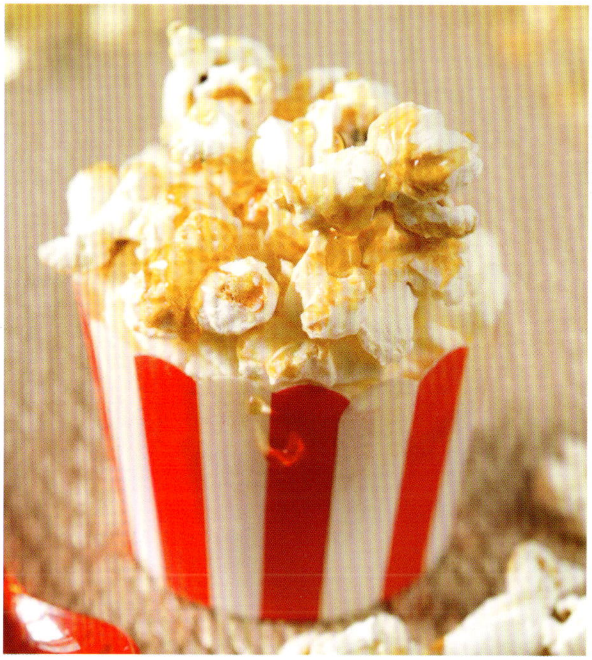

Rende 12 porções
Tempo de preparo: 55 min
Tempo de cozimento: 15-20 min

Ingredientes

⅔ de xícara (110 g) de farinha de trigo com fermento peneirada

½ xícara (110 g) de açúcar refinado

½ xícara (110 g) de manteiga amolecida

1 colher (chá) de extrato de baunilha

2 ovos grandes

Para decorar

½ xícara (100 g) de manteiga amolecida

2 xícaras (200 g) de açúcar de confeiteiro

4 xícaras (100 g) de pipoca doce

½ xícara (110 g) de açúcar

Dica

Substitua a pipoca doce por salgada para variar o sabor.

Modo de preparo

- Preaqueça o forno a 190 °C e forre uma fôrma para cupcakes de 12 cavidades com forminhas de papel.
- Bata os ingredientes do bolo até obter uma mistura homogênea e leve. Divida a massa de bolo entre as forminhas de papel e asse por 15-20 minutos ou até que um palito inserido no centro saia limpo. Deixe esfriar completamente.
- Bata a manteiga até ficar homogênea e, aos poucos, misture o açúcar de confeiteiro, e bata por 2 minutos.
- Espalhe o glacê amanteigado sobre os bolinhos e cubra com a pipoca.
- Aqueça o açúcar em uma panela em fogo médio até começar a derreter nas bordas. Continue a aquecer sem mexer até que o açúcar derreta e adquira uma cor de caramelo claro, girando a panela de vez em quando. Regue os cupcakes com o caramelo e deixe firmar.

Cupcake Patinho de Borracha

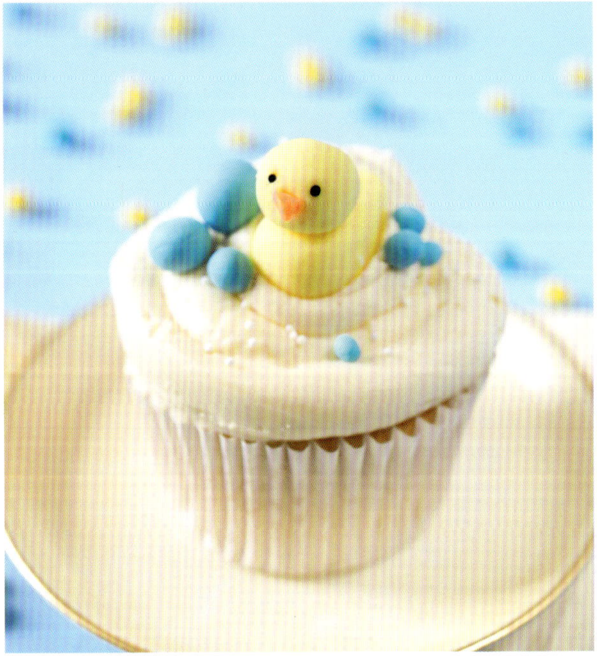

Rende 12 porções
Tempo de preparo: 1 h 30 min
Tempo de cozimento: 15-20 min

Ingredientes

⅔ de xícara (110 g) de farinha de trigo com fermento peneirada
½ xícara (110 g) de açúcar refinado
½ xícara (110 g) de manteiga amolecida
1 colher (chá) de raspas de limão siciliano
2 ovos grandes

Para o glacê amanteigado

½ xícara (100 g) de manteiga amolecida
2 xícaras (200 g) de açúcar de confeiteiro
2 colheres (chá) de suco de limão siciliano

Para decorar

⅔ de xícara (150 g) de *fondant* pronto para cobertura
corante alimentício amarelo, laranja e azul
caneta para alimentos preta
granulado branco

Dica

Exclua as bolhas de *fondant* e tinja o glacê amanteigado de azul.

Modo de preparo

- Preaqueça o forno a 190 °C e forre uma fôrma para cupcakes de 12 cavidades com forminhas de papel.
- Bata os ingredientes do bolo até obter uma mistura homogênea e leve. Divida a massa de bolo entre as forminhas de papel e asse por 15-20 minutos ou até que um palito inserido no centro saia limpo. Deixe esfriar completamente.
- Bata os ingredientes do glacê amanteigado por 2 minutos e depois confeite uma espiral sobre cada bolinho.
- Tinja metade do *fondant* de amarelo e modele 12 patinhos, faça os bicos com o *fondant* laranja e desenhe os olhos com a caneta preta. Tinja o restante da cobertura de azul e molde as bolhas.
- Coloque as bolhas e os patinhos sobre os bolinhos e acrescente o "sabão" de granulado branco.

Cupcake Férias na Praia

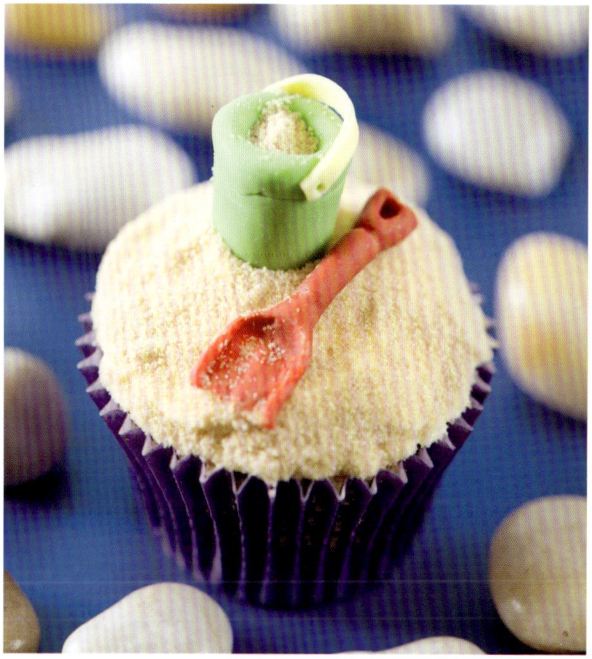

Rende 12 porções
Tempo de preparo: 1 h 15 min
Tempo de cozimento: 15-20 min

Ingredientes

⅔ de xícara (110 g) de farinha de trigo com fermento peneirada
½ xícara (110 g) de açúcar refinado
½ xícara (110 g) de manteiga amolecida
2 colheres (chá) de gengibre em pó
2 ovos grandes

Para o glacê amanteigado

½ xícara (100 g) de manteiga amolecida
2 xícaras (200 g) de açúcar de confeiteiro
1 colher (chá) de extrato de baunilha

Para decorar

¾ de xícara (150 g) de açúcar mascavo claro
⅔ de xícara (150 g) de *fondant* pronto para cobertura
corante alimentício azul, amarelo e vermelho

Dica

Tinja o glacê amanteigado de azul e cubra apenas metade da superfície com a "areia" de açúcar antes de adicionar os baldes e as pás.

Modo de preparo

- Preaqueça o forno a 190 °C e forre uma fôrma para cupcakes de 12 cavidades com forminhas de papel.
- Bata os ingredientes do bolo até obter uma mistura homogênea e leve. Divida a massa de bolo entre as forminhas de papel e asse por 15-20 minutos ou até que um palito inserido no centro saia limpo. Deixe esfriar completamente.
- Misture os ingredientes para o glacê amanteigado por 2 minutos e depois espalhe sobre os bolinhos e mergulhe a superfície no açúcar mascavo.
- Tinja metade do *fondant* de vermelho e modele 12 pás. Tinja um pequeno pedaço de cobertura de amarelo e o restante de verde. Modele o *fondant* verde em 12 baldes e faça a alça com a cobertura amarela.
- Encha os baldes e polvilhe as pás com um pouco mais de açúcar mascavo. Em seguida coloque sobre os cupcakes.

Cupcake Bandeirolas

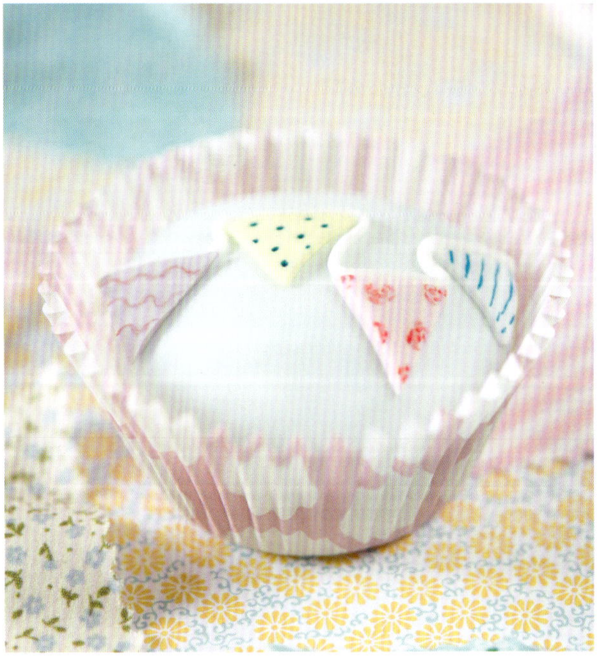

Rende 12 porções
Tempo de preparo: 1 h 10 min
Tempo de cozimento: 15-20 min

Ingredientes

⅔ de xícara (110 g) de farinha de trigo com fermento peneirada

½ xícara (110 g) de açúcar refinado

½ xícara (110 g) de manteiga amolecida

1 colher (chá) de extrato de baunilha

2 ovos grandes

Para decorar

2 xícaras (450 g) de *fondant* pronto para cobertura

corante alimentício amarelo, violeta, azul e rosa

canetas para alimentos rosa e azul

Dica

Use a mesma técnica para fazer bandeiras para colocar nos bolinhos e molde os mastros com *fondant* marrom.

Modo de preparo

- Preaqueça o forno a 190 °C e forre uma fôrma para cupcakes de 12 cavidades com forminhas de papel.
- Bata os ingredientes do bolo por 3 minutos ou até obter uma mistura homogênea e leve. Divida a massa entre as forminhas de papel e asse por 15-20 minutos.
- Verifique o ponto com um palito de dentes; se ele sair limpo, os bolinhos estão assados. Deixe esfriar completamente.
- Tinja ligeiramente dois terços do *fondant* com um pouco de corante azul, abra e corte 12 círculos. Pincele a parte de trás com água e molde sobre os bolinhos até que fiquem uniformes.
- Faça o cordão branco rolando o *fondant* branco entre os dedos. Em seguida divida o restante da cobertura com 4 pedaços e tinja cada um com uma cor diferente. Abra e corte as bandeirolas triangulares e grude sobre os bolinhos com uma pincelada de água.
- Decore com as canetas para alimentos.

Cupcake Cesto de Flores

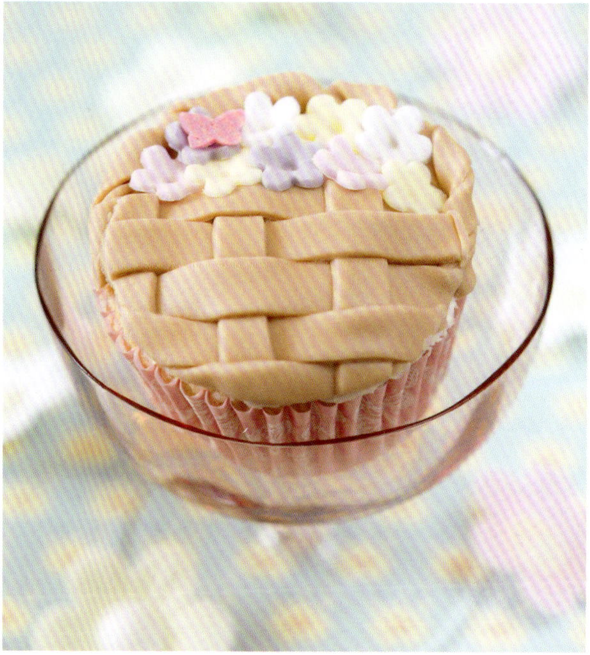

Rende 12 porções
Tempo de preparo: 1 h 45 min
Tempo de cozimento: 15-20 min

Ingredientes

⅔ de xícara (110 g) de farinha de trigo com fermento peneirada
½ xícara (110 g) de açúcar refinado
½ xícara (110 g) de manteiga amolecida
1 colher (sopa) de água de rosas
2 ovos grandes

Para o glacê amanteigado

½ xícara (100 g) de manteiga amolecida
2 xícaras (200 g) de açúcar de confeiteiro
1 colher (chá) de água de flor de laranjeira

Para decorar

2 xícaras (450 g) de *fondant* pronto para cobertura
corante alimentício marrom, violeta, amarelo e rosa
12 borboletinhas de açúcar

Dica

Para fazer cupcakes de piquenique, substitua as flores por alimentos modelados com *fondant*.

Modo de preparo

- Preaqueça o forno a 190 °C e forre uma fôrma para cupcakes de 12 cavidades com forminhas de papel.
- Junte os ingredientes do bolo até obter uma mistura homogênea. Em seguida divida a massa entre as forminhas de papel e asse por 15-20 minutos. Deixe esfriar completamente.
- Misture os ingredientes para o glacê amanteigado por 2 minutos e espalhe sobre os bolinhos.
- Tinja dois terços do *fondant* de marrom e abra. Corte tiras de ½ cm, trance em forma de treliça e coloque sobre os bolinhos. Torça as tiras restantes para formar as alças das cestas.
- Divida as sobras de *fondant* e tinja em diferentes tons pastéis. Abra e faça as flores com um cortador para flores pequeno, com ejetor, e disponha sobre os cupcakes.
- Adicione uma borboleta em cada um.

Cupcake Formatura

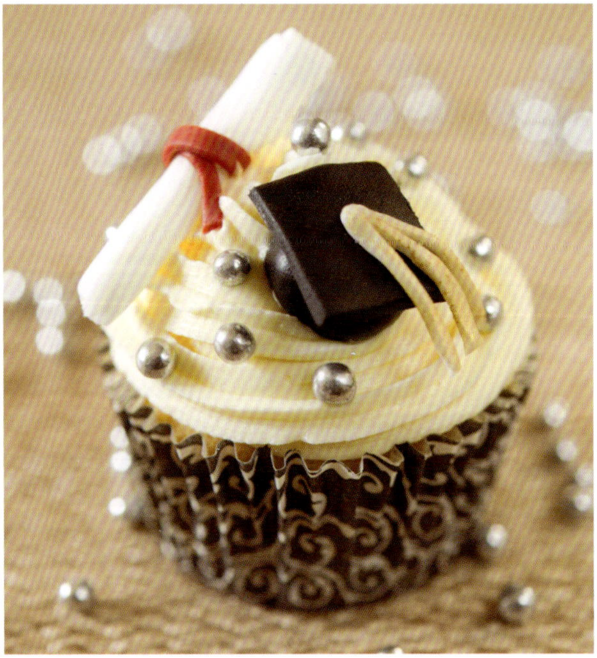

Rende 12 porções
Tempo de preparo: 1 h 45 min
Tempo de cozimento: 15-20 min

Ingredientes

⅔ de xícara (110 g) de farinha de trigo com fermento peneirada
½ xícara (110 g) de açúcar refinado
½ xícara (110 g) de manteiga amolecida
1 colher (chá) de extrato de baunilha
2 ovos grandes

Para o glacê amanteigado

½ xícara (100 g) de manteiga amolecida
2 xícaras (200 g) de açúcar de confeiteiro
1 colher (chá) de extrato de baunilha

Para decorar

1 xícara (225 g) de *fondant* pronto para cobertura
corante alimentício vermelho, preto e amarelo
confeitos prateados, para decorar

Dica

Adicione 2 colheres (sopa) de cacau em pó sem açúcar e 2 colheres (sopa) de leite à massa do bolo.

Modo de preparo

- Preaqueça o forno a 190 °C e forre uma fôrma para cupcakes de 12 cavidades com forminhas de papel.
- Junte os ingredientes do bolo até obter uma mistura homogênea. Em seguida divida a massa entre as forminhas de papel e asse por 15-20 minutos. Deixe esfriar completamente.
- Bata os ingredientes do glacê amanteigado por 2 minutos e depois confeite uma espiral sobre cada bolinho.
- Modele um terço do *fondant* em 12 rolinhos de papel, use *fondant* tingido de vermelho para fazer uma fita amarrando cada um. Faça os capelos com o preto e coloque um pingente feito com o amarelo em cada cupcake.
- Coloque os diplomas e os capelos sobre os bolinhos e decore com confeitos prateados.

Cupcake Ursinho de Pelúcia

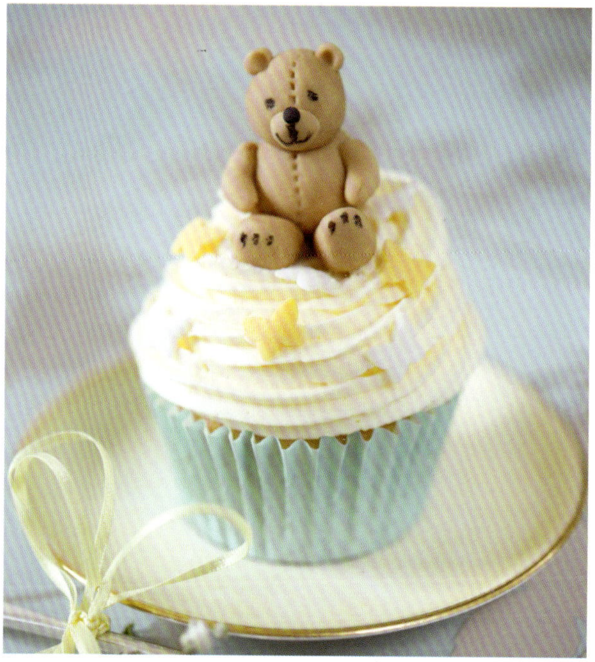

Rende 12 porções
Tempo de preparo: 1 h 45 min
Tempo de cozimento: 15-20 min

Ingredientes

⅔ de xícara (110 g) de farinha de trigo com fermento peneirada
½ xícara (110 g) de açúcar refinado
½ xícara (110 g) de manteiga amolecida
1 colher (chá) de extrato de baunilha
2 ovos grandes

Para o glacê amanteigado

½ xícara (100 g) de manteiga amolecida
2 xícaras (200 g) de açúcar de confeiteiro
1 colher (chá) de extrato de baunilha

Para decorar

2 xícaras (450 g) de *fondant* marrom pronto para cobertura
caneta para alimentos preta
borboletas de açúcar brancas e amarelas

Dica

Molde uma boneca de pano com *fondant* e coloque sobre cada bolinho.

Modo de preparo

- Preaqueça o forno a 190 °C e forre uma fôrma para cupcakes de 12 cavidades com forminhas de papel.
- Bata os ingredientes do bolo até obter uma mistura homogênea e leve. Divida a massa de bolo entre as forminhas de papel e asse por 15-20 minutos ou até que um palito inserido no centro saia limpo. Deixe esfriar completamente.
- Bata os ingredientes do glacê amanteigado por 2 minutos e depois confeite uma espiral sobre cada bolinho.
- Modele 12 ursinhos usando o *fondant* marrom, prendendo a cabeça e os membros com uma pincelada de água. Use um palito de coquetel para marcar a costura e coloque as expressões faciais com uma caneta para alimentos preta.
- Coloque os ursinhos sobre os cupcakes e enfeite a área em torno deles com borboletas de açúcar.

Cupcake de Maçã e Canela

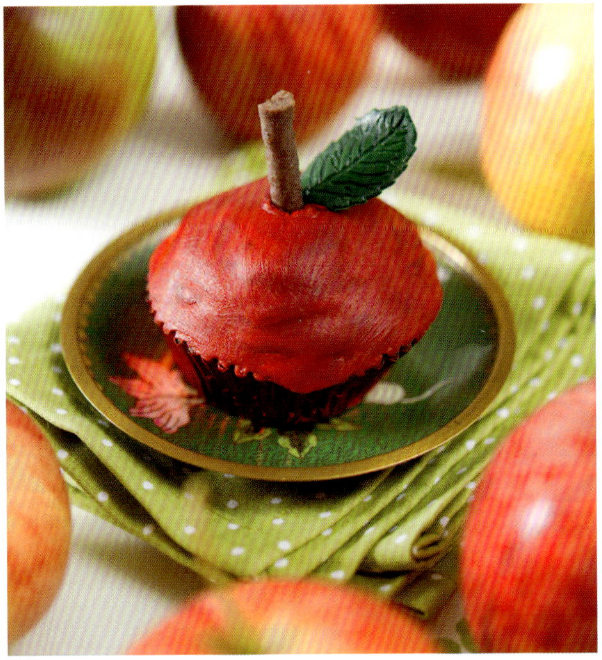

Rende 12 porções
Tempo de preparo: 1 h
Tempo de cozimento: 20-25 min

Ingredientes

1 xícara (175 g) de açúcar mascavo claro
2 ovos grandes
¾ de xícara (150 ml) de óleo de girassol
1 ¼ de xícaras (175 g) de farinha de trigo integral
3 colheres (chá) de fermento químico
2 colheres (chá) de canela em pó
raspas de 1 laranja
200 g de maçãs descascadas e raladas

Para decorar

1 ⅓ de xícaras (300 g) de *fondant* pronto para cobertura
corante alimentício vermelho
4 palitos de chocolate
12 folhas de pasta americana

Dica

Corte um cone no centro de cada bolinho e encha o orifício com doce de leite, coloque o cone de volta e confeite como indicado.

Modo de preparo

- Preaqueça o forno a 190 °C e forre uma fôrma para cupcakes de 12 buracos com forminhas de papel.
- Misture o açúcar, os ovos e o óleo por 3 minutos, acrescente a farinha, o fermento e a canela, seguidos pelas raspas de laranja e maçã. Divida a massa entre as forminhas de papel e asse por 20-25 minutos ou até que um palito inserido no centro saia limpo. Deixe esfriar completamente.
- Abra o *fondant* e corte 12 círculos com o mesmo diâmetro da superfície dos cupcakes. Pincele a parte de trás com água e molde sobre os bolinhos até que fiquem uniformes.
- Tinja o *fondant* com o corante vermelho para obter um resultado intenso.
- Divida cada palito de chocolate em três e insira no centro dos bolinhos para fazer os talos. Acrescente uma folha a cada um.

Cupcake Cassino

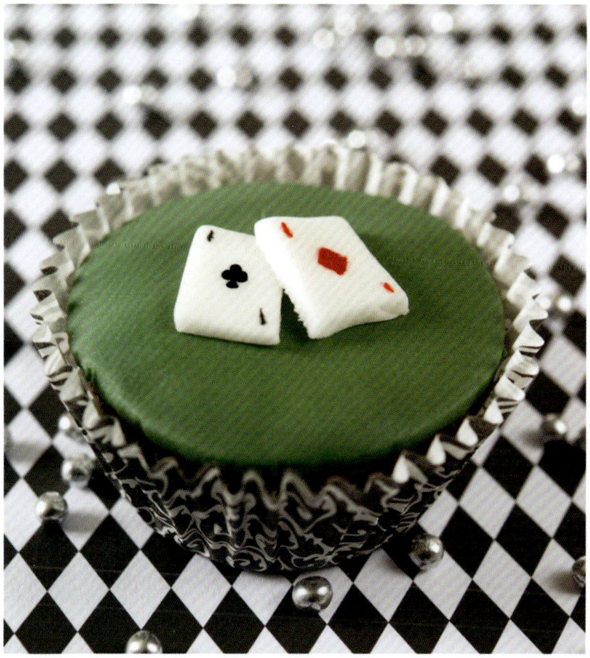

Rende 12 porções
Tempo de preparo: 1 h 30 min
Tempo de cozimento: 15-20 min

Ingredientes

⅔ de xícara (110 g) de farinha de trigo com fermento peneirada

½ xícara (110 g) de açúcar refinado

½ xícara (110 g) de manteiga amolecida

algumas gotas de essência de menta

2 ovos grandes

Para decorar

1 xícara (225 g) de *fondant* pronto para cobertura

corante alimentício verde

canetas para alimentos vermelha e preta

Dica

Modele algumas fichas de pôquer com *fondant* colorido e coloque ao lado das cartas de baralho.

Modo de preparo

- Preaqueça o forno a 190 °C e forre uma fôrma para cupcakes de 12 cavidades com forminhas de papel.
- Misture os ingredientes do bolo por 3 minutos. Em seguida divida a massa entre as forminhas de papel e asse por 15-20 minutos.
- Verifique o ponto com um palito de dentes; se ele sair limpo, os bolinhos estão assados. Deixe esfriar completamente.
- Reserve um pedaço pequeno de *fondant* para fazer as cartas de baralho e tinja o restante de verde.
- Abra e corte 12 círculos com o mesmo diâmetro da superfície dos cupcakes. Pincele a parte de trás com água e molde sobre os bolinhos até que fiquem uniformes.
- Abra a cobertura branca reservada e corte em 24 retângulos pequenos. Coloque sobre os bolinhos e desenhe os detalhes das cartas com as canetas vermelha e preta.

Cupcake Golfe

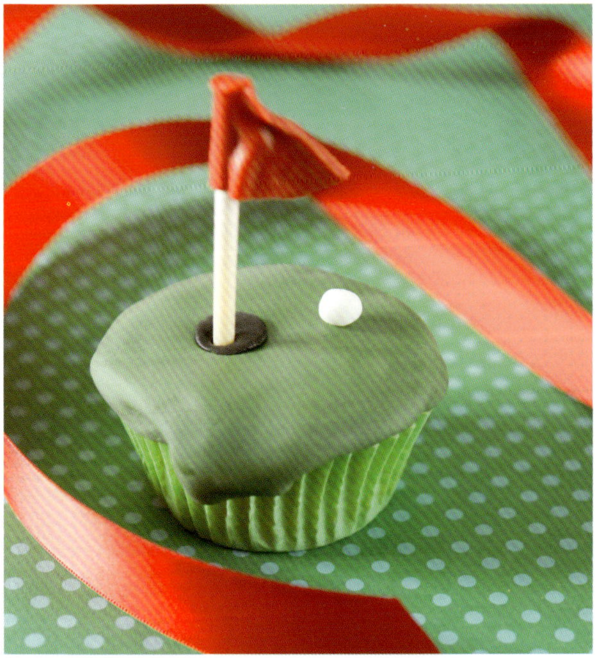

Rende 12 porções
Tempo de preparo: 1 h 30 min
Tempo de cozimento: 15-20 min

Ingredientes

⅔ de xícara (110 g) de farinha de trigo com fermento peneirada

½ xícara (110 g) de açúcar refinado

½ xícara (110 g) de manteiga amolecida

⅓ de xícara (75 g) de uvas-passas brancas

2 ovos grandes

Para decorar

1 xícara (225 g) de *fondant* pronto para cobertura

corante alimentício verde, vermelho e preto

12 palitos de pirulito

Dica

Cubra os bolinhos com aros, um taco e bolas de croquet em vez da bola de golfe e a bandeira.

Modo de preparo

• Preaqueça o forno a 190 °C e forre uma fôrma para cupcakes de 12 cavidades com forminhas de papel.

• Misture os ingredientes do bolo por 3 minutos. Em seguida divida a massa entre as forminhas de papel e asse por 15-20 minutos.

• Verifique o ponto com um palito de dentes; se ele sair limpo, os bolinhos estão assados. Deixe esfriar completamente.

• Tinja três quartos da cobertura de verde, abra e corte 12 círculos com o mesmo diâmetro da superfície dos cupcakes. Pincele a parte de trás com água e molde sobre os bolinhos até que fiquem uniformes.

• Tinja um terço do restante do *fondant* de preto para fazer os buracos. Grude nos bolinhos e insira um palito de pirulito dentro de cada um. Tinja outro terço do *fondant* de vermelho, molde as bandeirinhas, e use o restante da cobertura para fazer as bolas de golfe.

Cupcake o Sapo na Flor

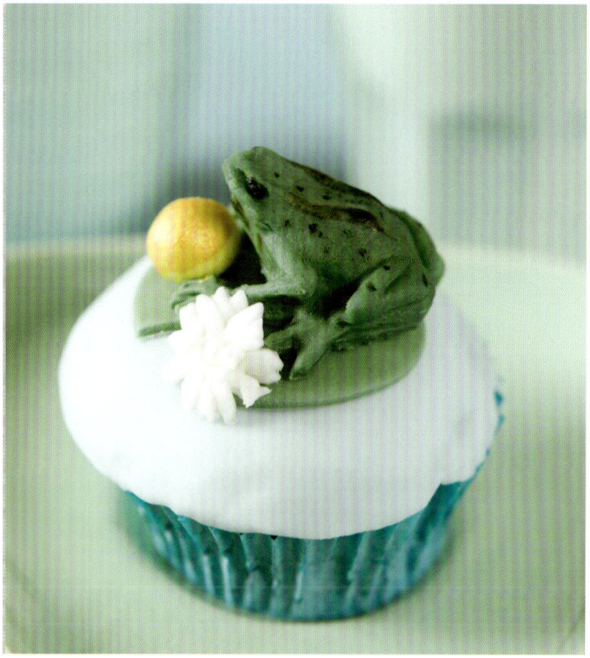

Rende 12 porções
Tempo de preparo: 1 h 15 min
Tempo de cozimento: 15-20 min

Ingredientes

⅔ de xícara (110 g) de farinha de trigo com fermento peneirada
½ xícara (110 g) de açúcar refinado
½ xícara (110 g) de manteiga amolecida
2 colheres (sopa) de cacau em pó sem açúcar
algumas gotas de essência de menta
2 ovos grandes

Para decorar

1 clara
2 xícaras (200 g) de açúcar de confeiteiro peneirado
algumas gotas de essência de menta
2 xícaras (450 g) de *fondant* pronto para cobertura
corante alimentício verde, amarelo e dourado
12 flores de açúcar

Dica

Despeje chocolate branco derretido nos moldes e desenforme depois que firmarem, como uma alternativa aos sapos de *fondant*.

Modo de preparo

- Preaqueça o forno a 190 °C e forre uma fôrma para cupcakes de 12 cavidades com forminhas de papel.
- Misture os ingredientes do bolo. Em seguida divida a massa entre as forminhas de papel e asse por 15-20 minutos. Deixe esfriar completamente.
- Bata as claras até ficarem aeradas, e acrescente o açúcar de confeiteiro. Adicione a essência de menta, algumas gotas de cada vez, até atingir a consistência de um creme de leite espesso. Espalhe a cobertura sobre os bolinhos.
- Reserve um pedaço pequeno de *fondant* para fazer as bolas, tinja o restante de verde e divida em 12 pedaços. Use um molde de silicone para fazer os sapos, coloque sobre os bolinhos e pinte os detalhes com o corante verde. Acrescente uma flor de açúcar a cada um.
- Tinja o *fondant* reservado de amarelo e molde 12 bolas, e coloque nos cupcakes e pinte de dourado.

Cupcake Abelha

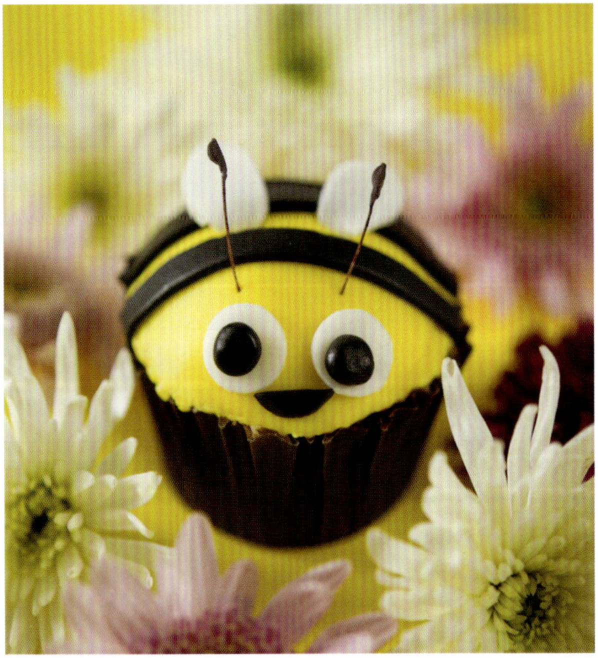

Rende 12 porções
Tempo de preparo: 1 h 10 min
Tempo de cozimento: 15-20 min

Ingredientes

⅔ de xícara (110 g) de farinha de trigo com fermento peneirada

½ xícara (110 g) de açúcar refinado

½ xícara (110 g) de manteiga amolecida

1 colher (chá) de extrato de baunilha

2 ovos grandes

Para decorar

2 xícaras (450 g) de *fondant* pronto para cobertura

corante alimentício amarelo e preto

24 estames de flores artificiais

Dica

Substitua metade do açúcar da massa do bolo por 60 g de mel.

Modo de preparo

- Preaqueça o forno a 190 °C e forre uma fôrma para cupcakes de 12 cavidades com forminhas de papel.
- Misture os ingredientes do bolo por 3 minutos, em seguida divida a massa entre as forminhas de papel e asse por 15-20 minutos.
- Verifique o ponto com um palito de dentes; se ele sair limpo, os bolinhos estão assados. Deixe esfriar completamente.
- Tinja dois terços do *fondant* de amarelo e corte 12 círculos com o mesmo diâmetro da superfície dos cupcakes. Pincele a parte de trás com água e molde sobre os bolinhos até que fiquem uniformes.
- Tinja metade do restante do *fondant* de preto e use para fazer as listras, bocas e pupilas.
- Use a sobra de cobertura branca para fazer as asas e os olhos, e acrescente os estames como antenas. **(Importante: os estames devem ser retirados antes de comer).**

Cupcake Tricô

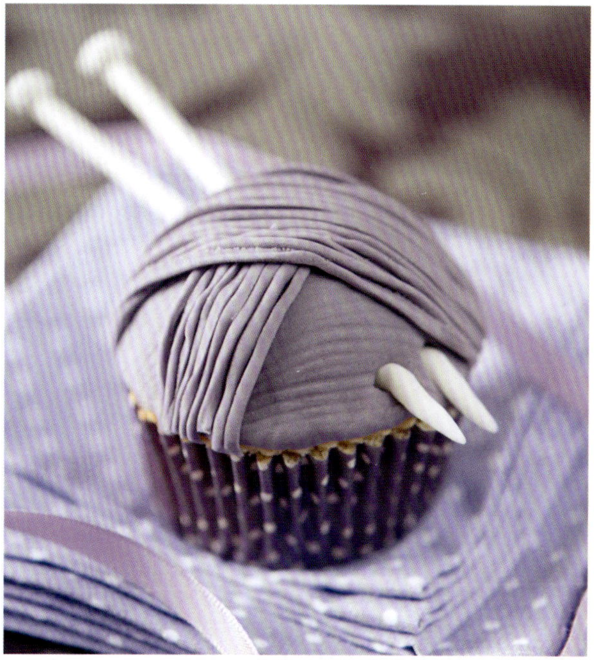

Rende 12 porções
Tempo de preparo: 1 h 30 min
Tempo de cozimento: 15-20 min
Tempo para secar: toda a noite

Ingredientes

⅔ de xícara (110 g) de farinha de trigo com fermento peneirada

½ xícara (110 g) de açúcar refinado

½ xícara (110 g) de manteiga amolecida

1 colher (chá) de extrato de baunilha

2 ovos grandes

Para decorar

1 xícara (225 g) de *fondant* branco pronto para cobertura

1 xícara (225 g) de *fondant* violeta pronto para cobertura

Dica

Em vez de agulhas de tricô, modele 12 gatinhos com o *fondant* branco e coloque uma ponta da lã em suas bocas.

Modo de preparo

- Modele as agulhas de tricô com o *fondant* branco e deixe endurecer por toda a noite.
- No dia seguinte, preaqueça o forno a 190 °C e forre uma fôrma para cupcakes de 12 buracos com forminhas de papel.
- Misture os ingredientes do bolo. Em seguida divida a massa entre as forminhas de papel e asse por 15-20 minutos. Deixe esfriar completamente.
- Abra metade do *fondant* violeta e corte 12 círculos com o mesmo diâmetro da superfície dos cupcakes. Pincele a parte de trás com água e coloque sobre os bolinhos, moldando para que fiquem uniformes. Marque as linhas da lã usando uma faca sem corte.
- Molde o restante do *fondant* violeta em fios finos, e coloque nos cupcakes formando um padrão da lã.
- Corte as agulhas de tricô ao meio e insira as pontas na cobertura para que pareçam estar enfiadas até a metade na lã.

Cupcake Fogueira

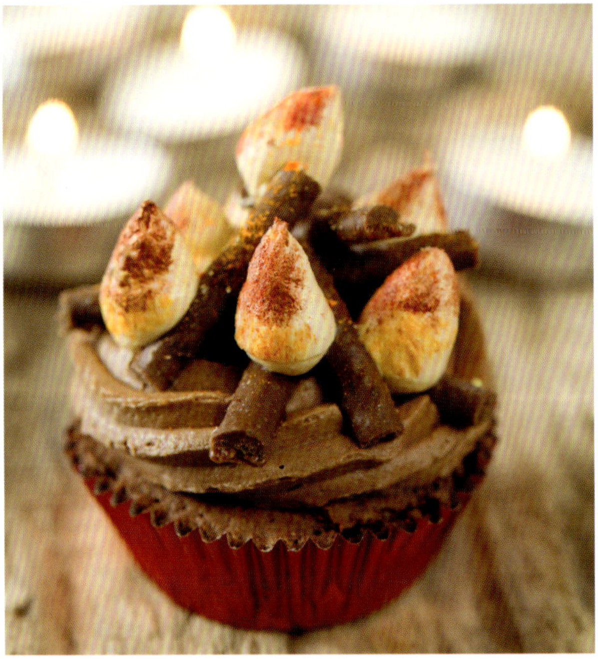

Rende 12 porções
Tempo de preparo: 1 h 10 min
Tempo de cozimento: 15-20 min

Ingredientes

⅔ de xícara (110 g) de farinha de trigo com fermento peneirada

½ xícara (110 g) de açúcar refinado

½ xícara (110 g) de manteiga amolecida

2 ovos grandes

2 colheres (sopa) de cacau em pó sem açúcar

raspas de 1 laranja

Para decorar

¾ de xícara (150 g) de manteiga amolecida

3 xícaras (300 g) de açúcar de confeiteiro

1 colher (sopa) de leite

1 colher (sopa) de cacau em pó sem açúcar

24 palitos de chocolate com laranja

pó para decoração laranja e bronze

Dica

Insira minimarshmallows em palitos de coquetel e coloque sobre as fogueiras.

Modo de preparo

- Preaqueça o forno a 190 °C e forre uma fôrma para cupcakes de 12 cavidades com forminhas de papel.
- Misture os ingredientes do bolo. Em seguida divida entre as forminhas de papel e asse por 15-20 minutos ou até que um palito inserido no centro saia limpo. Deixe esfriar completamente.
- Bata a manteiga e o açúcar de confeiteiro até ficarem homogêneos. Transfira um terço do glacê amanteigado para outra tigela e misture o leite e o cacau em pó aos dois terços que sobraram.
- Coloque o glacê amanteigado em um saco para confeitar adaptado com um bico estrela grande e confeite uma espiral sobre os cupcakes.
- Quebre o chocolate com laranja em palitos curtos, monte uma fogueira sobre cada bolinho, e confeite as chamas com o glacê usando um bico liso.
- Polvilhe as chamas com o pó laranja e bronze, salpicando um pouco mais de laranja sobre as toras de madeira.

Cupcake de Chocolate com Pimenta

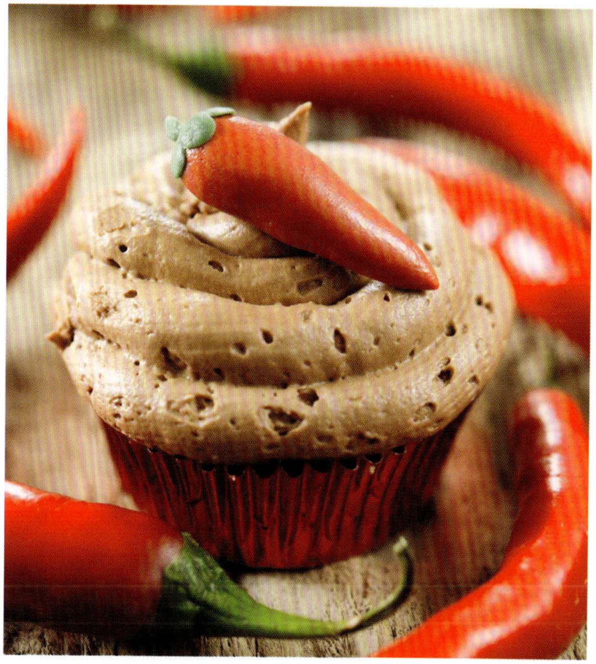

Rende 12 porções
Tempo de preparo: 1 h 35 min
Tempo de cozimento: 15-20 min

Ingredientes

⅔ de xícara (110 g) de farinha de trigo com fermento peneirada
½ xícara (110 g) de açúcar refinado
½ xícara (110 g) de manteiga amolecida
2 colheres (sopa) de cacau em pó sem açúcar
½ colher (chá) de pimenta chili em pó
2 ovos grandes

Para decorar

½ xícara (100 g) de manteiga amolecida
2 xícaras (200 g) de açúcar de confeiteiro
2 colheres (sopa) de cacau em pó sem açúcar
1 colher (sopa) de leite
uma pitada de pimenta chili em pó
1 xícara (225 g) de *fondant* pronto para cobertura
corante alimentício vermelho e verde

Dica

Adicione 50 g de gengibre picado à massa do bolo para variar o sabor.

Modo de preparo

- Preaqueça o forno a 190 °C e forre uma fôrma para cupcakes de 12 cavidades com forminhas de papel.
- Junte os ingredientes do bolo até obter uma mistura homogênea. Em seguida divida a massa entre as forminhas de papel e asse por 15-20 minutos. Deixe esfriar completamente.
- Bata a manteiga, o açúcar de confeiteiro, o cacau, o leite e a pimenta em pó por 2 minutos, e depois confeite uma espiral sobre cada bolinho.
- Reserve um pedaço pequeno de *fondant* para os talos e tinja o restante de vermelho. Divida em 12 pedaços e molde uma pimenta com cada um. Tinja o *fondant* reservado de verde e faça os talos, grude nas pimentas com uma pincelada de água e coloque sobre os cupcakes.

Cupcake Balão de Aniversário

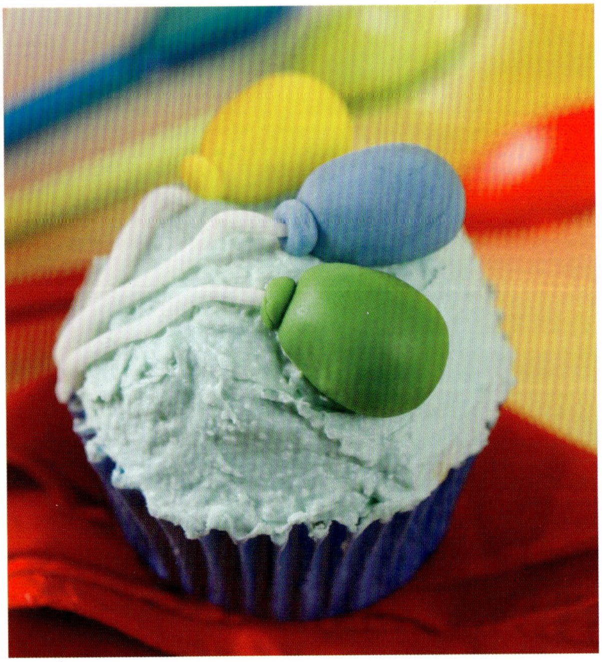

Rende 12 porções
Tempo de preparo: 1 h 30 min
Tempo de cozimento: 15-20 min

Ingredientes

⅔ de xícara (110 g) de farinha de trigo com fermento peneirada
½ xícara (110 g) de açúcar refinado
½ xícara (110 g) de manteiga amolecida
1 colher (sopa) de xarope sabor goma de mascar
2 ovos grandes

Para o glacê amanteigado

½ xícara (100 g) de manteiga amolecida
2 xícaras (200 g) de açúcar de confeiteiro
1 colher (sopa) de xarope sabor goma de mascar

Para decorar

2 xícaras (450 g) de *fondant* pronto para cobertura
corante alimentício azul, verde e amarelo

Dica

Cubra cada cupcake com uma bala de goma de mascar em vez de balões de *fondant*.

Modo de preparo

- Preaqueça o forno a 190 °C e forre uma fôrma para cupcakes de 12 cavidades com forminhas de papel.
- Bata os ingredientes do bolo até obter uma mistura homogênea e leve. Divida a massa de bolo entre as forminhas de papel e asse por 15-20 minutos ou até que um palito inserido no centro saia limpo. Deixe esfriar completamente.
- Misture os ingredientes para o glacê amanteigado por 2 minutos e espalhe sobre os bolinhos.
- Reserve um pedaço pequeno de *fondant* branco para fazer os cordões, divida o restante em três partes e tinja de azul, verde e amarelo.
- Molde 12 balões com cada um, e depois faça os cordões com o *fondant* branco e monte tudo sobre os cupcakes.

Cupcake Troféu

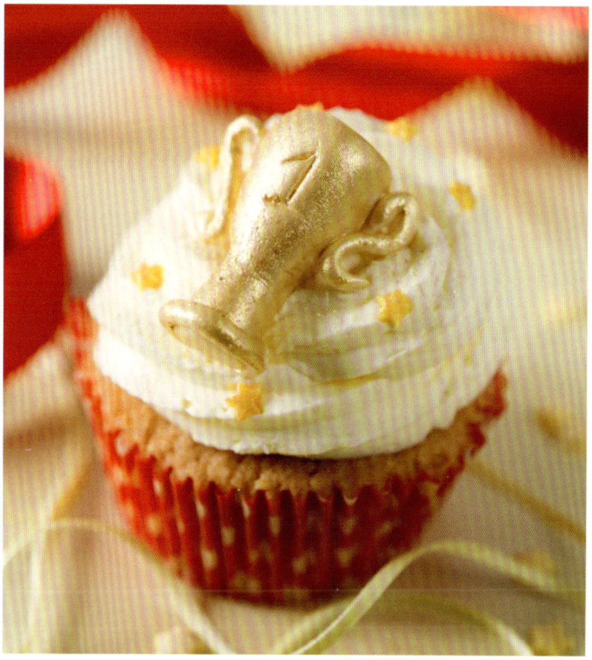

Rende 12 porções
Tempo de preparo: 1 h
Tempo de cozimento: 15-20 min

Ingredientes

⅔ de xícara (110 g) de farinha de trigo com fermento peneirada

½ xícara (110 g) de açúcar refinado

½ xícara (110 g) de manteiga amolecida

2 ovos grandes

1 colher (chá) de extrato de baunilha

Para decorar

1 ⅔ de xícaras (400 ml) de creme de leite fresco

1 ⅓ de xícaras (300 g) de *fondant* pronto para cobertura

corante em spray para alimentos dourado

estrelas de açúcar amarelas

Dica

Molde barras de ouro com o *fondant* antes de colorir de dourado como indicado.

Modo de preparo

• Preaqueça o forno a 190 °C e forre uma fôrma para cupcakes de 12 cavidades com forminhas de papel.

• Meça os ingredientes para o bolo em uma tigela e bata por 3 minutos ou até obter uma mistura homogênea e leve. Divida a massa de bolo entre as forminhas de papel e asse por 15-20 minutos ou até que um palito inserido no centro saia limpo. Deixe esfriar completamente.

• Bata o creme de leite até o ponto de chantili e confeite uma espiral sobre cada cupcake.

• Molde 12 troféus usando o *fondant* e marque o número 1 em cada um. Borrife com o spray dourado, depois coloque sobre os cupcakes e polvilhe as estrelas de açúcar em volta.

Cupcake Âncora e Corda

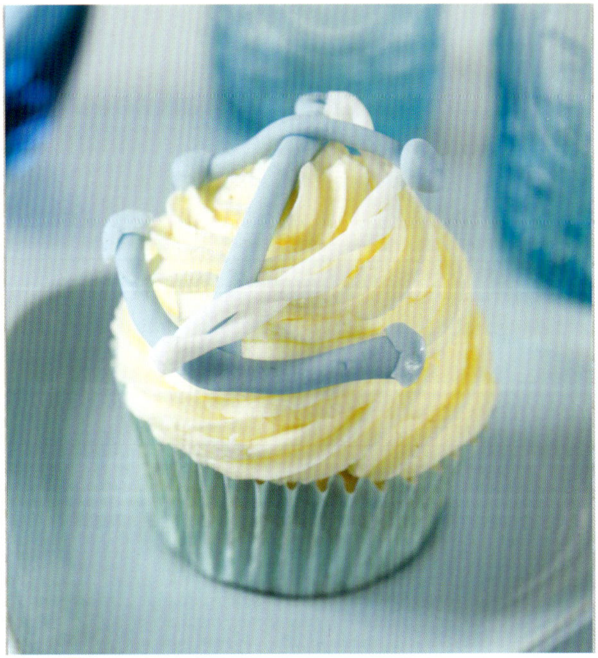

Rende 12 porções
Tempo de preparo: 1 h
Tempo de cozimento: 15-20 min

Ingredientes

⅔ de xícara (110 g) de farinha de trigo com fermento peneirada

½ xícara (110 g) de açúcar refinado

½ xícara (110 g) de manteiga amolecida

algumas gotas de extrato de menta

2 ovos grandes

Para decorar

½ xícara (100 g) de manteiga amolecida

2 xícaras (200 g) de açúcar de confeiteiro

algumas gotas de extrato de menta

⅔ de xícara (150 g) de *fondant* pronto para cobertura

algumas gotas de corante alimentício azul

Dica

Tinja o glacê amanteigado de azul e modele 12 barquinhos com o *fondant*.

Modo de preparo

• Preaqueça o forno a 190 °C e forre uma fôrma para cupcakes de 12 cavidades com forminhas de papel.

• Meça os ingredientes para o bolo em uma tigela e bata por 3 minutos, ou até obter uma mistura homogênea e leve. Divida a mistura entre as forminhas de papel. Em seguida leve ao forno e asse por 15-20 minutos.

• Verifique o ponto com um palito de dentes; se ele sair limpo, os bolinhos estão assados. Deixe esfriar completamente.

• Bata a manteiga até ficar homogênea e, aos poucos, incorpore o açúcar de confeiteiro e o extrato de menta. Usando o saco para confeitar, faça uma espiral generosa de glacê sobre cada bolinho.

• Molde 12 cordas com um terço do *fondant*, depois tinja o restante de azul e faça as âncoras. Coloque uma âncora e uma corda sobre cada cupcake.

Cupcake Trevo

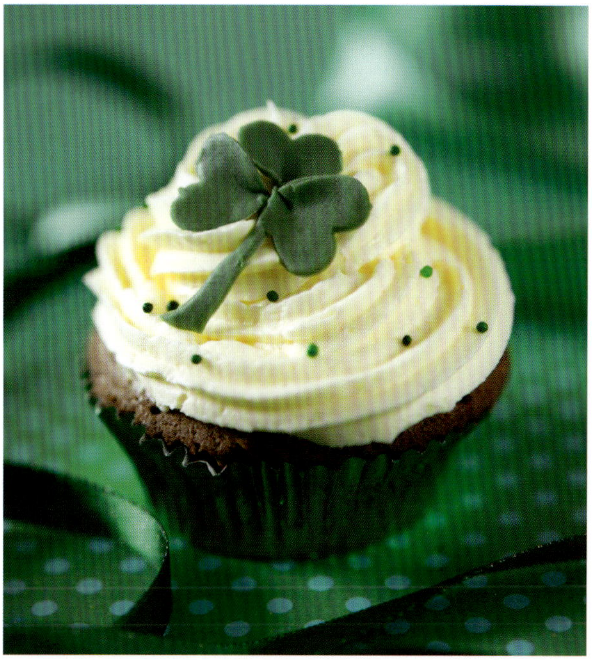

Rende 12 porções
Tempo de preparo: 1 h
Tempo de cozimento: 15-20 min

Ingredientes

⅔ de xícara (110 g) de farinha de trigo com fermento peneirada

½ xícara (110 g) de açúcar refinado

½ xícara (110 g) de manteiga amolecida

2 ovos grandes

2 colheres (sopa) de cacau em pó sem açúcar

¼ de xícara (50 ml) de cerveja Guinness ou outra do tipo *stout* irlandesa

Para decorar

1 ⅔ de xícaras (400 ml) de creme de leite fresco

⅔ de xícara (150 g) de *fondant* verde pronto para cobertura

granulados / confeitos verdes

Dica

Asse os bolinhos em fôrmas dariole altas, untadas, desenforme e cubra com chantili para que fique parecido com a espuma sobre a cerveja.

Modo de preparo

- Preaqueça o forno a 190 °C e forre uma fôrma para cupcakes de 12 cavidades com forminhas de papel.
- Meça os ingredientes para o bolo em uma tigela e bata por 3 minutos ou até obter uma mistura homogênea e leve. Divida a massa de bolo entre as forminhas de papel e asse por 15-20 minutos ou até que um palito inserido no centro saia limpo. Deixe esfriar completamente.
- Bata o creme de leite até o ponto de chantili e confeite uma espiral sobre cada cupcake.
- Abra o *fondant* verde e corte 12 trevos, coloque sobre os cupcakes e acrescente alguns confeitos verdes.

Cupcake Relógio de Bolso

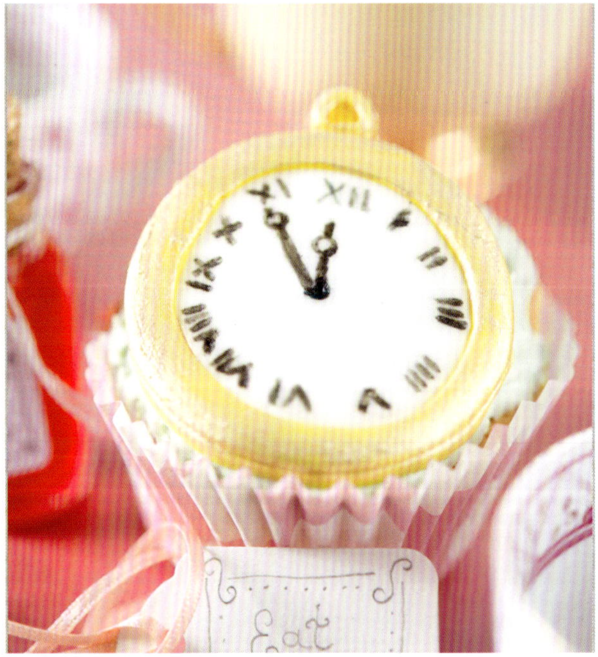

Rende 12 porções
Tempo de preparo: 1 h 15 min
Tempo de cozimento: 15-20 min

Ingredientes

⅔ de xícara (110 g) de farinha de trigo com fermento peneirada
½ xícara (110 g) de açúcar refinado
½ xícara (110 g) de manteiga amolecida
algumas gotas de extrato de menta
2 ovos grandes

Para decorar

½ xícara (100 g) de manteiga amolecida
2 xícaras (200 g) de açúcar de confeiteiro
algumas gotas de extrato de menta
algumas gotas de corante alimentício azul
⅔ de xícara (150 g) de *fondant* pronto para cobertura
corante alimentício dourado
caneta para alimentos preta

Dica

Tinja o glacê amanteigado de verde. Cubra cada bolinho com uma rosa de *fondant* branco e pinte metade dela.

Modo de preparo

- Preaqueça o forno a 190 °C e forre uma fôrma para cupcakes de 12 cavidades com forminhas de papel.
- Meça os ingredientes para o bolo em uma tigela e bata por 3 minutos ou até obter uma mistura homogênea e leve. Divida a mistura entre as forminhas de papel, em seguida leve ao forno e asse por 15-20 minutos.
- Verifique o ponto com um palito de dentes; se ele sair limpo, os bolinhos estão assados. Deixe esfriar completamente.
- Bata a manteiga até ficar homogênea e, aos poucos, incorpore o açúcar de confeiteiro, o extrato de menta e o corante alimentício azul. Faça uma espiral generosa de glacê sobre cada bolinho.
- Molde 12 relógios de bolso usando o *fondant* e pinte as bordas de dourado. Adicione os dígitos com a caneta preta, e coloque os relógios sobre os cupcakes.

Cupcake Monstro Violeta

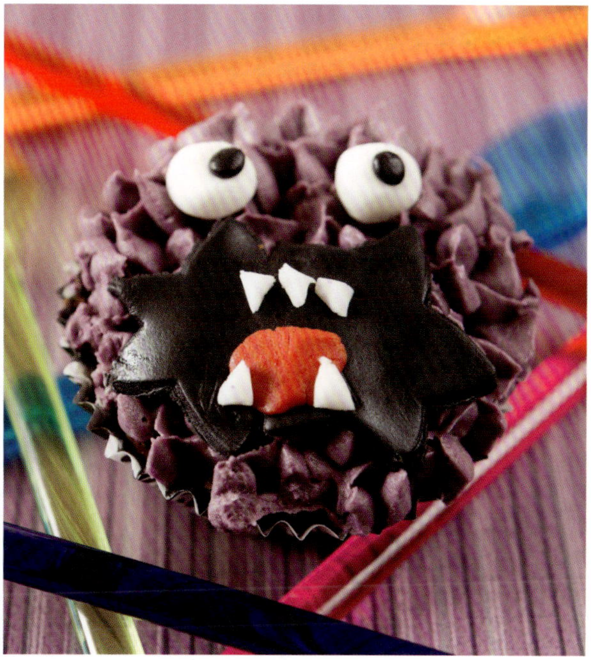

Rende 12 porções
Tempo de preparo: 1 h 15 min
Tempo de cozimento: 15-20 min

Ingredientes

⅔ de xícara (110 g) de farinha de trigo com fermento peneirada

½ xícara (110 g) de açúcar refinado

½ xícara (110 g) de manteiga amolecida

1 colher (chá) de extrato de baunilha

2 ovos grandes

⅔ de xícara (100 g) de mirtilos

Para decorar

½ xícara (100 g) de manteiga amolecida

2 xícaras (200 g) de açúcar de confeiteiro

1 colher (sopa) de leite

corante alimentício violeta, preto e vermelho

1 xícara (225 g) de *fondant* pronto para cobertura

Dica

Substitua os mirtilos por framboesas e tinja o glacê amanteigado de rosa.

Modo de preparo

• Preaqueça o forno a 190 °C e forre uma fôrma para cupcakes de 12 cavidades com forminhas de papel.

• Misture os ingredientes do bolo até obter uma massa homogênea. Em seguida divida entre as forminhas de papel e asse por 15-20 minutos, ou até que um palito inserido no centro saia limpo. Deixe esfriar completamente.

• Bata a manteiga até ficar homogênea e, aos poucos, incorpore o açúcar de confeiteiro, o leite e algumas gotas de corante alimentício violeta. Confeite pequenas rosetas de glacê sobre os bolinhos.

• Tinja um terço do *fondant* de preto, abra e corte as bocas, reservando as sobras para fazer as pupilas. Tinja outro terço de vermelho e faça as línguas. Em seguida use o restante do *fondant* branco para fazer os olhos e dentes.

Cupcake Carrinho de Corrida

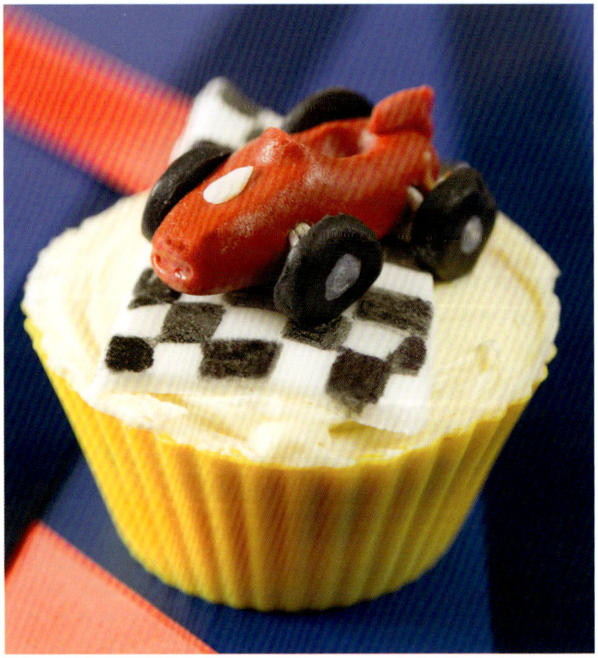

Rende 12 porções
Tempo de preparo: 1 h 15 min
Tempo de cozimento: 15-20 min

Ingredientes

⅔ de xícara (110 g) de farinha de trigo com fermento peneirada

½ xícara (110 g) de açúcar refinado

½ xícara (110 g) de manteiga amolecida

2 colheres (chá) de gengibre em pó

2 ovos grandes

Para o glacê amanteigado

½ xícara (100 g) de manteiga amolecida

2 xícaras (200 g) de açúcar de confeiteiro

1 colher (chá) de gengibre em pó

Para decorar

1 xícara (225 g) de *fondant* pronto para cobertura

corante alimentício vermelho, preto e prata

Dica

Você também pode comprar carrinhos de corrida para colocar sobre cada cupcake.

Modo de preparo

- Preaqueça o forno a 190 °C e forre uma fôrma para cupcakes de 12 cavidades com forminhas de papel.
- Misture os ingredientes do bolo até obter uma massa homogênea. Em seguida divida entre as forminhas de papel e asse por 15-20 minutos ou até que um palito inserido no centro saia limpo. Deixe esfriar completamente.
- Misture os ingredientes para o glacê amanteigado por 2 minutos, e espalhe sobre os bolinhos.
- Tinja metade do *fondant* de vermelho e modele 12 carrinhos de corrida.
- Tinja um pouco do restante do *fondant* de preto e molde as rodas. Em seguida abra o restante da cobertura branca e corte 12 retângulos. Use um pincel pequeno para adicionar os quadrinhos pretos às bandeiras xadrez e, com cuidado, coloque sobre os cupcakes.
- Cubra com os carrinhos, acrescente os detalhes menores com a cobertura branca e corante prata.

Cupcake Leão

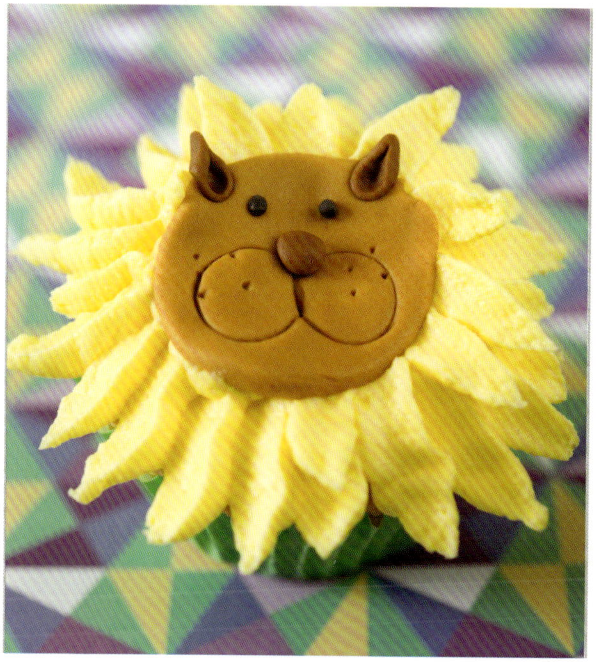

Rende 12 porções
Tempo de preparo: 1 h 20 min
Tempo de cozimento: 15-20 min

Ingredientes

⅔ de xícara (110 g) de farinha de trigo com fermento peneirada

½ xícara (110 g) de açúcar refinado

½ xícara (110 g) de manteiga amolecida

raspas de 1 limão siciliano

2 ovos grandes

Para decorar

½ xícara (100 g) de manteiga amolecida

2 xícaras (200 g) de açúcar de confeiteiro

1 colher (chá) de suco de limão siciliano

corante alimentício amarelo e marrom

1 ⅓ de xícaras (300 g) de *fondant* pronto para cobertura

Dica

Use a extremidade pequena de um bico de confeiteiro para imprimir círculos no *fondant* marrom para fazer um girassol.

Modo de preparo

- Preaqueça o forno a 190 °C e forre uma fôrma para cupcakes de 12 cavidades com forminhas de papel.
- Junte os ingredientes do bolo até obter uma mistura homogênea. Em seguida divida entre as forminhas de papel e asse por 15-20 minutos.
- Verifique o ponto com um palito de dentes; se ele sair limpo, os bolinhos estão assados. Deixe esfriar completamente.
- Bata a manteiga até ficar homogênea e misture o açúcar de confeiteiro, o suco de limão e o corante alimentício amarelo. Use o saco para confeitar equipado com o bico de folha para fazer a juba.
- Tinja o *fondant* de marrom, abra e corte 12 círculos para fazer as carinhas.

Junte as sobras e tinja com mais marrom para fazer as orelhas, o nariz e os olhos. Marque as demais linhas do rosto com um palito e a ponta larga do bico para confeitar.

Cupcake Colmeia de Abelhas

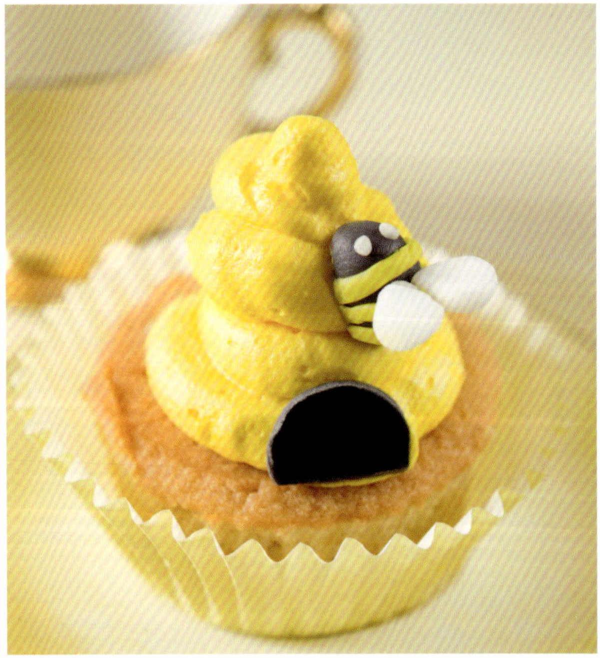

Rende 12 porções
Tempo de preparo: 1 h 20 min
Tempo de cozimento: 15-20 min

Ingredientes

⅔ de xícara (110 g) de farinha de trigo com fermento peneirada
½ xícara (110 g) de açúcar refinado
½ xícara (110 g) de manteiga amolecida
2 colheres (sopa) de mel
2 ovos grandes

Para o glacê amanteigado

½ xícara (100 g) de manteiga amolecida
2 xícaras (200 g) de açúcar de confeiteiro
2 colheres (sopa) de mel
algumas gotas de corante alimentício amarelo

Para decorar

⅔ de xícara (150 g) de *fondant* pronto para cobertura
corante alimentício amarelo e preto

Dica

Adicione 50 g de nozes picadas à massa do bolo para um sabor amendoado.

Modo de preparo

- Preaqueça o forno a 190 °C e forre uma fôrma para cupcakes de 12 cavidades com forminhas de papel.
- Bata os ingredientes do bolo até obter uma mistura homogênea e leve. Divida a massa de bolo entre as forminhas de papel e asse por 15-20 minutos, ou até que um palito inserido no centro saia limpo. Deixe esfriar completamente.
- Bata os ingredientes do glacê amanteigado por 2 minutos e confeite uma colmeia sobre cada bolinho.
- Reserve um pouco de *fondant* branco para as asas e olhos, e tinja o restante de preto e amarelo. Modele os corpos das abelhas com o preto e faça uma porta para cada colmeia. Faça as listras com *fondant* amarelo e grude com uma pincelada de água. Em seguida acrescente as asas e os olhos. Posicione as abelhas no meio de cada colmeia.

Cupcake Estrela com Coco

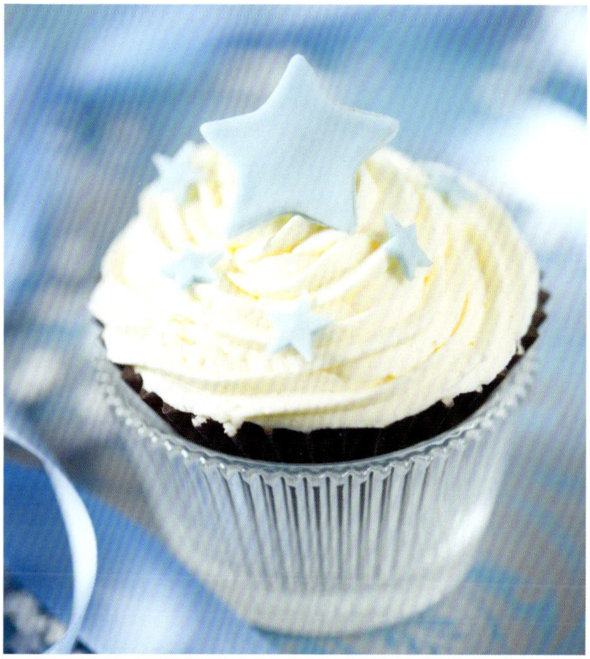

Rende 12 porções
Tempo de preparo: 1 h
Tempo de cozimento: 15-20 min

Ingredientes

⅔ de xícara (110 g) de farinha de trigo com fermento peneirada

½ xícara (110 g) de açúcar refinado

½ xícara (110 g) de manteiga amolecida

3 colheres (sopa) de coco ralado

2 colheres (sopa) de leite

2 ovos grandes

Para decorar

½ xícara (100 g) de manteiga amolecida

2 xícaras (200 g) de açúcar de confeiteiro

½ xícara (50 g) de coco ralado

⅔ de xícara (150 g) de *fondant* azul pronto para cobertura

Dica

Substitua as estrelas de *fondant* por fatias de manga cristalizada.

Modo de preparo

• Preaqueça o forno a 190 °C e forre uma fôrma para cupcakes de 12 cavidades com forminhas de papel.

• Meça os ingredientes para o bolo em uma tigela e bata por 3 minutos ou até obter uma mistura homogênea e leve. Divida a mistura entre as forminhas de papel. Em seguida leve ao forno e asse por 15-20 minutos.

• Verifique o ponto com um palito de dentes; se ele sair limpo, os bolinhos estão assados. Deixe esfriar completamente.

• Bata a manteiga até ficar homogênea e, aos poucos, misture o açúcar de confeiteiro e o coco, e bata até ficar uniforme. Faça uma espiral generosa sobre cada bolinho.

• Abra o *fondant* azul e corte 12 estrelas grandes, usando as sobras para fazer outras menores. Coloque sobre os cupcakes.

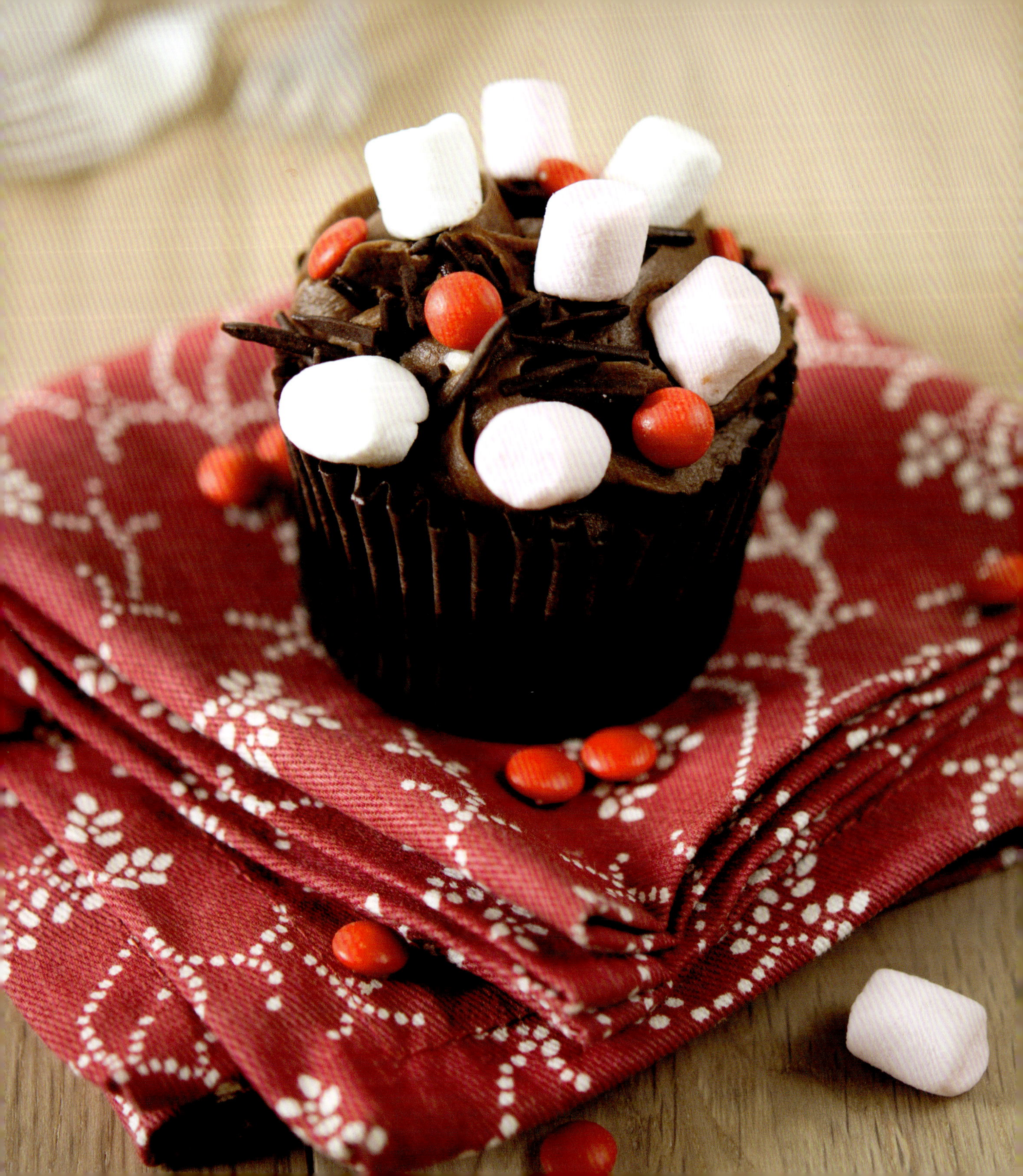

Dia a Dia

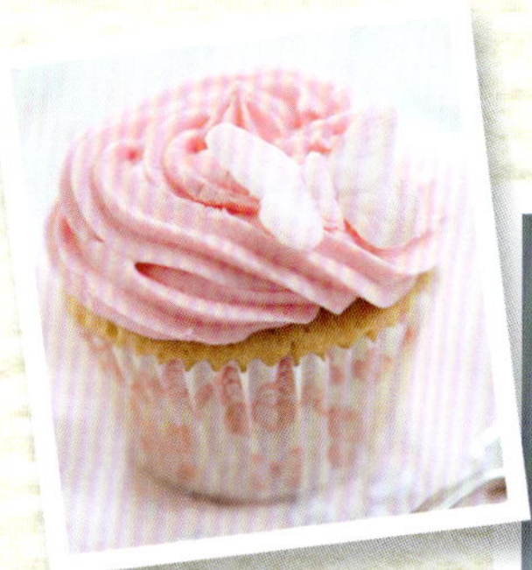
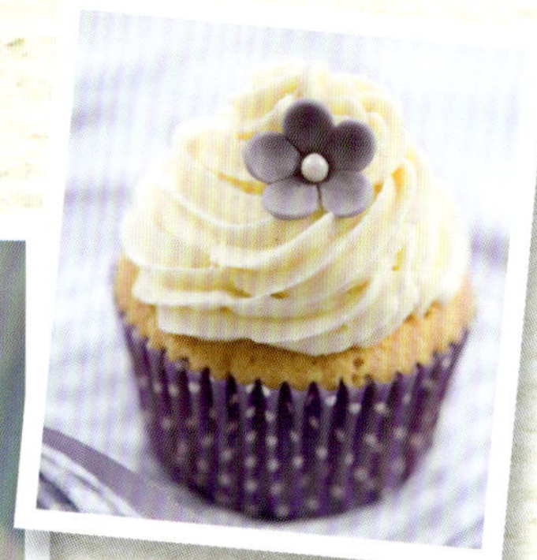
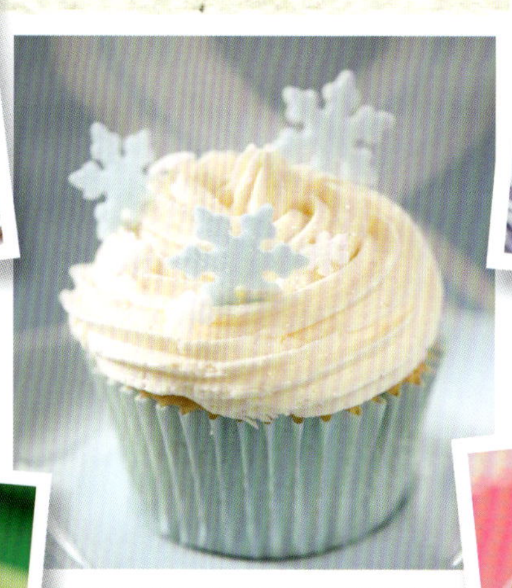
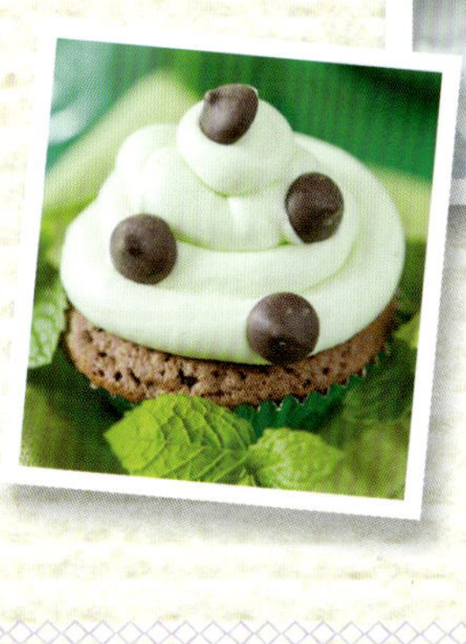
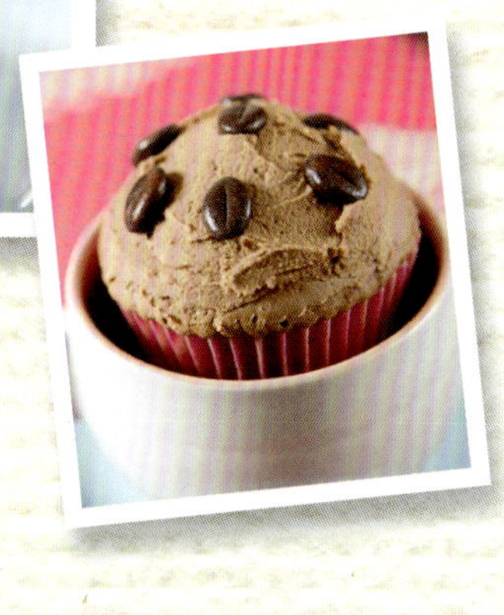

Cupcake Flocos de Neve com Menta

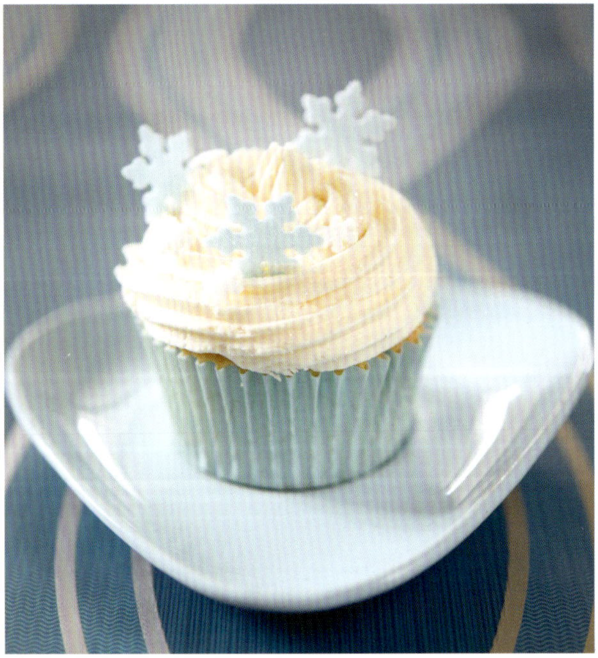

Rende 12 porções
Tempo de preparo: 40 min
Tempo de cozimento: 15-20 min

Ingredientes

⅔ de xícara (110 g) de farinha de trigo com fermento peneirada

½ xícara (110 g) de açúcar refinado

½ xícara (110 g) de manteiga amolecida

algumas gotas de extrato de menta

2 ovos grandes

Para decorar

½ xícara (100 g) de manteiga amolecida

2 xícaras (200 g) de açúcar de confeiteiro

algumas gotas de extrato de menta

flocos de neve de açúcar azuis e brancos, para decorar

Dica

Exclua o extrato de menta e adicione 100 g de gotas de chocolate branco à massa do bolo.

Modo de preparo

• Preaqueça o forno a 190 °C e forre uma fôrma para cupcakes de 12 cavidades com forminhas de papel.

• Meça os ingredientes para o bolo em uma tigela e bata por 3 minutos ou até obter uma mistura homogênea e leve. Divida a mistura entre as forminhas de papel. Em seguida leve ao forno e asse por 15-20 minutos.

• Verifique o ponto com um palito de dentes; se ele sair limpo, os bolinhos estão assados. Transfira os bolinhos para um aramado e deixe esfriar completamente.

• Bata a manteiga até ficar homogênea e, aos poucos, incorpore o açúcar de confeiteiro e o extrato de menta. Bata por 2 minutos ou até ficar leve e aerado.

• Coloque o glacê amanteigado em um saco para confeitar adaptado com um bico estrela grande e confeite uma espiral sobre cada bolinho. Decore com os flocos de neve de açúcar azuis e brancos.

Cupcake Borboleta de Framboesa

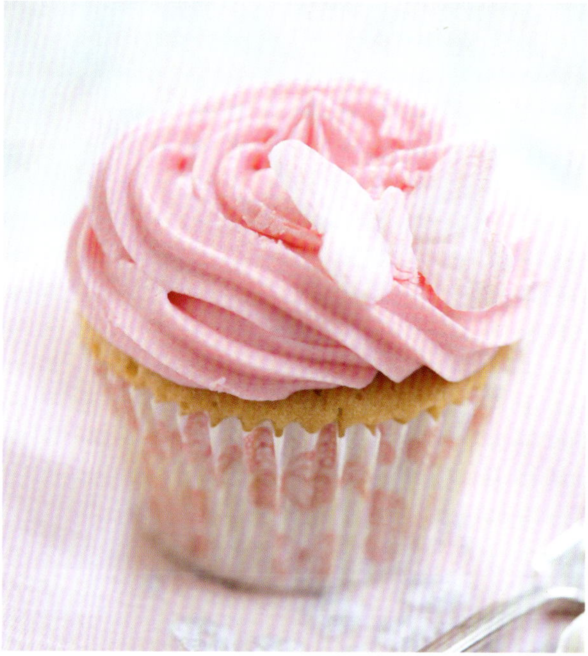

Rende 12 porções
Tempo de preparo: 40 min
Tempo de cozimento: 15-20 min

Ingredientes

⅔ de xícara (110 g) de farinha de trigo com fermento peneirada

½ xícara (110 g) de açúcar refinado

½ xícara (110 g) de manteiga amolecida

1 colher (chá) de extrato de baunilha

2 ovos grandes

12 framboesas

Para decorar

½ xícara (100 g) de manteiga amolecida

2 xícaras (200 g) de açúcar de confeiteiro

2 colheres (sopa) de xarope de framboesa

12 borboletas de açúcar

Dica

Use mirtilos em vez de framboesas e calda de *blueberries* em vez de calda de framboesa.

Modo de preparo

• Preaqueça o forno a 190 °C e forre uma fôrma para cupcakes de 12 cavidades com forminhas de papel.

• Meça os ingredientes para o bolo em uma tigela e bata por 3 minutos, ou até obter uma mistura homogênea e leve. Divida a mistura entre as forminhas de papel. Em seguida pressione uma framboesa no centro de cada uma.

• Leve a fôrma ao forno e asse por 15-20 minutos. Verifique o ponto com um palito de dentes; se ele sair limpo, os bolinhos estão assados. Transfira para um aramado e deixe esfriar completamente.

• Bata a manteiga até ficar homogênea e, aos poucos, incorpore o açúcar de confeiteiro e o xarope de framboesa. Bata por 2 minutos ou até ficar leve e aerado.

• Coloque o glacê amanteigado em um saco para confeitar adaptado com um bico estrela grande e confeite uma espiral sobre cada bolinho. Pressione uma borboleta de açúcar na lateral de cada cupcake.

Cupcake de Glacê Violeta

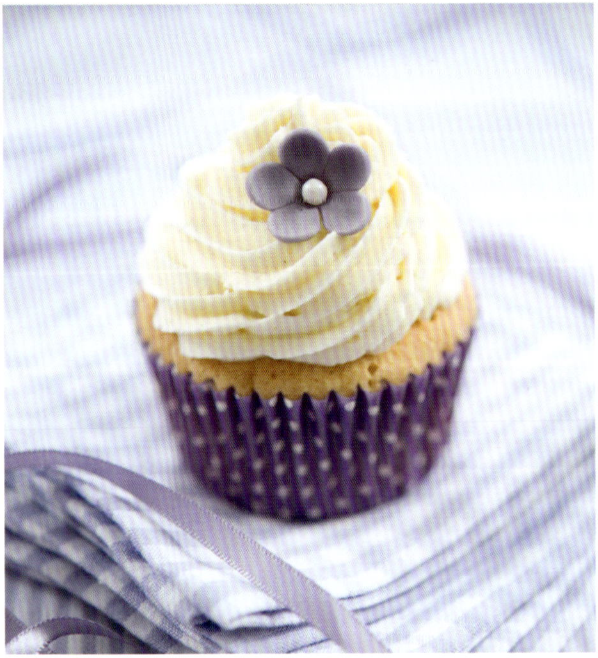

Rende 12 porções
Tempo de preparo: 40 min
Tempo de cozimento: 15-20 min

Ingredientes

⅔ de xícara (110 g) de farinha de trigo com fermento peneirada

½ xícara (110 g) de açúcar refinado

½ xícara (110 g) de manteiga amolecida

algumas gotas de essência de violeta

2 ovos grandes

Para decorar

½ xícara (100 g) de manteiga amolecida

2 xícaras (200 g) de açúcar de confeiteiro

1 colher (sopa) de leite

algumas gotas de essência de violeta

12 flores de açúcar violetas

Dica

Adicione as raspas de uma laranja à massa do bolo e cubra com um pedaço de laranja e violetas cristalizadas.

Modo de preparo

- Preaqueça o forno a 190 °C e forre uma fôrma para cupcakes de 12 cavidades com forminhas de papel.
- Meça os ingredientes para o bolo em uma tigela e bata por 3 minutos, ou até obter uma mistura homogênea e leve. Divida a mistura entre as forminhas de papel. Em seguida leve ao forno e asse por 15-20 minutos.
- Verifique o ponto com um palito de dentes; se ele sair limpo, os bolinhos estão assados. Transfira os bolinhos para um aramado e deixe esfriar completamente.
- Bata a manteiga até ficar homogênea e, aos poucos, incorpore o açúcar de confeiteiro, o leite e a essência de violeta. Bata por 2 minutos ou até ficar leve e aerado.
- Coloque o glacê amanteigado em um saco para confeitar adaptado com um bico estrela grande e confeite uma espiral sobre cada bolinho. Decore cada um com uma flor de açúcar violeta.

Cupcake de Café

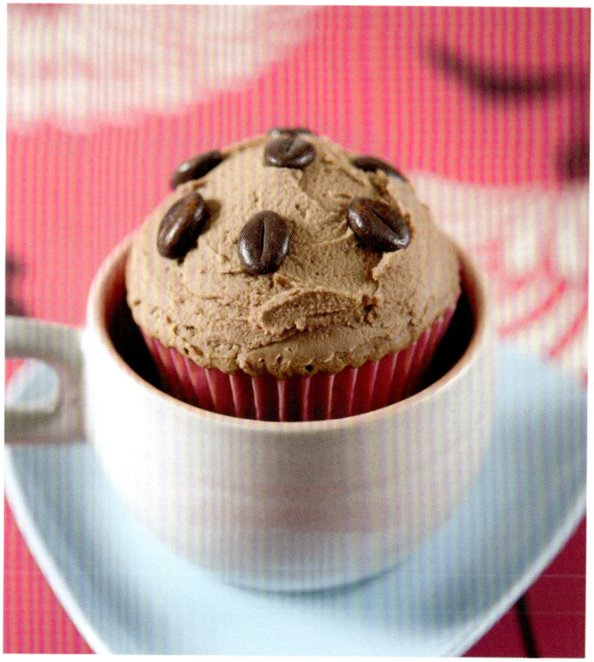

Rende 12 porções
Tempo de preparo: 40 min
Tempo de cozimento: 15-20 min

Ingredientes

⅔ de xícara (110 g) de farinha de trigo com fermento peneirada

½ xícara (110 g) de açúcar refinado

½ xícara (110 g) de manteiga amolecida

2 ovos grandes

1 colher (sopa) de café expresso instantâneo

Para decorar

½ xícara (100 g) de manteiga amolecida

2 xícaras (200 g) de açúcar de confeiteiro

1 colher (sopa) de leite

2 colheres (chá) de café expresso instantâneo

grãos de café cobertos com chocolate para polvilhar

Dica

Acrescente 2 colheres (sopa) de cacau em pó sem açúcar à massa do bolo.

Modo de preparo

- Preaqueça o forno a 190 °C e forre uma fôrma para cupcakes de 12 cavidades com forminhas de papel.
- Bata os ingredientes do bolo por 3 minutos ou até obter uma mistura homogênea. Divida a massa entre as forminhas de papel e asse por 15-20 minutos.
- Verifique o ponto com um palito de dentes; se ele sair limpo, os bolinhos estão assados. Deixe esfriar completamente.
- Bata a manteiga até ficar homogênea e, aos poucos, misture o açúcar de confeiteiro, o leite e o café expresso.
- Espalhe a cobertura sobre os cupcakes com uma espátula e polvilhe com os grãos de café cobertos com chocolate.

Cupcakes de Chocolate e Marshmallow

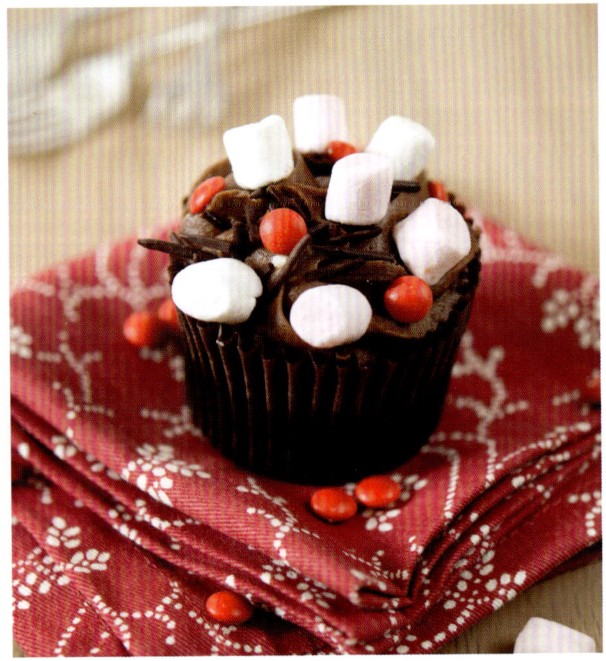

Rende 12 porções
Tempo de preparo: 45 min
Tempo de cozimento: 15-20 min

Ingredientes

⅔ de xícara (110 g) de farinha de trigo com fermento peneirada

½ xícara (110 g) de açúcar refinado

½ xícara (110 g) de manteiga amolecida

2 ovos grandes

2 colheres (sopa) de cacau em pó sem açúcar

Para decorar

½ xícara (100 g) de manteiga amolecida

2 xícaras (200 g) de açúcar de confeiteiro

1 colher (sopa) de leite

2 colheres (sopa) de cacau em pó sem açúcar

2 ½ xícaras (150 g) de minimarshmallows

¼ de xícara (30 g) confetes vermelhos

2 colheres (sopa) de raspas de chocolate

Dica

Substitua o cacau em pó por coco ralado e polvilhe os bolinhos com coco em flocos.

Modo de preparo

- Preaqueça o forno a 190 °C e forre uma fôrma para cupcakes de 12 cavidades com forminhas de papel.
- Bata os ingredientes do bolo por 3 minutos, ou até obter uma mistura homogênea. Divida a massa entre as forminhas de papel e asse por 15-20 minutos.
- Verifique o ponto com um palito de dentes; se ele sair limpo, os bolinhos estão assados. Deixe esfriar completamente.
- Bata a manteiga até ficar homogênea e, aos poucos, misture o açúcar de confeiteiro, o leite e o cacau em pó.
- Coloque o glacê amanteigado em um saco para confeitar adaptado com um bico estrela grande e confeite uma *rosette* sobre cada bolinho.
- Cubra cada um com marshmallows, pastilhas de chocolate e polvilhe raspas de chocolate.

Cupcake Estrada de Pedras

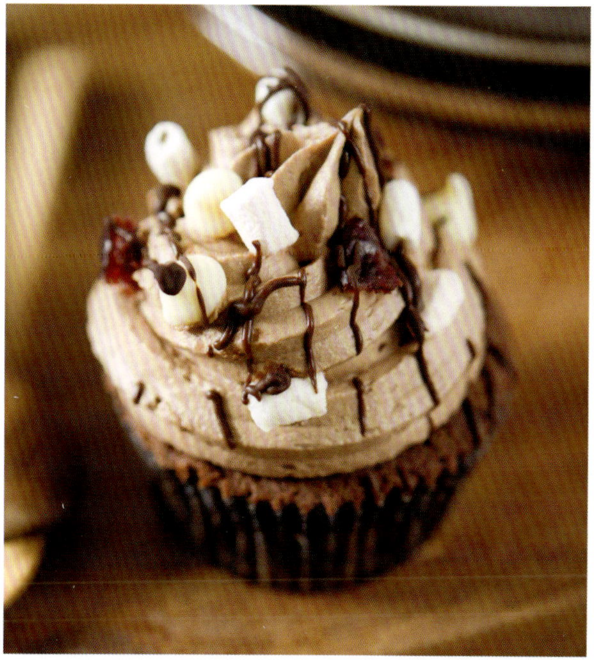

Rende 12 porções
Tempo de preparo: 1 h 10 min
Tempo de cozimento: 15-20 min

Ingredientes

⅔ de xícara (110 g) de farinha de trigo com fermento peneirada
½ xícara (110 g) de açúcar refinado
½ xícara (110 g) de manteiga amolecida
2 ovos grandes
2 colheres (sopa) de cacau em pó sem açúcar

Para decorar

½ xícara (100 g) de manteiga amolecida
2 xícaras (200 g) de açúcar de confeiteiro
1 colher (sopa) de leite
1 colher (sopa) de cacau em pó sem açúcar
1 ⅔ de xícaras (100 g) de minimarshmallows
½ xícara (75 g) de gotas de chocolate branco
¼ de xícara (50 g) de cerejas desidratadas picadas
3 colheres (sopa) de chocolate amargo derretido

Dica

Adicione 50 g de amendoins salgados e picados à cobertura dos cupcakes.

Modo de preparo

- Preaqueça o forno a 190 °C e forre uma fôrma para cupcakes de 12 cavidades com forminhas de papel.
- Bata os ingredientes do bolo por 3 minutos ou até obter uma mistura homogênea. Divida a massa entre as forminhas de papel e asse por 15-20 minutos.
- Verifique o ponto com um palito de dentes; se ele sair limpo, os bolinhos estão assados. Deixe esfriar completamente.
- Bata a manteiga até ficar homogênea e, aos poucos, misture o açúcar de confeiteiro, o leite e o cacau em pó.
- Coloque o glacê amanteigado em um saco para confeitar adaptado com um bico estrela grande e confeite uma espiral sobre os cupcakes.
- Cubra com marshmallows, gotas de chocolate e cerejas desidratadas, e regue com o chocolate amargo.

Cupcake de Chocolate com Menta

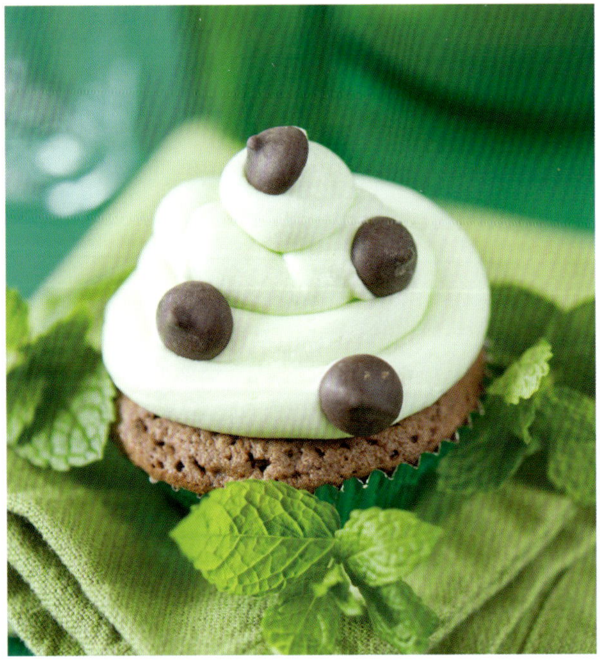

Rende 12 porções
Tempo de preparo: 40 min
Tempo de cozimento: 15-20 min

Ingredientes

⅔ de xícara (110 g) de farinha de trigo com fermento peneirada

½ xícara (110 g) de açúcar refinado

½ xícara (110 g) de manteiga amolecida

algumas gotas de extrato de menta

2 colheres (sopa) de cacau em pó sem açúcar

2 colheres (sopa) de leite

2 ovos grandes

Para decorar

½ xícara (100 g) de manteiga amolecida

2 xícaras (200 g) de açúcar de confeiteiro

algumas gotas de extrato de menta

corante alimentício verde

⅓ de xícara (50 g) de gotas de chocolate

Dica

Cubra o glacê amanteigado com gotas de chocolate com menta em vez de chocolate puro.

Modo de preparo

- Preaqueça o forno a 190 °C e forre uma fôrma para cupcakes de 12 cavidades com forminhas de papel.
- Meça os ingredientes para o bolo em uma tigela e bata por 3 minutos, ou até obter uma mistura homogênea e leve. Divida a mistura entre as forminhas de papel. Em seguida leve ao forno e asse por 15-20 minutos.
- Verifique o ponto com um palito de dentes; se ele sair limpo, os bolinhos estão assados. Deixe esfriar completamente.
- Bata a manteiga até ficar homogênea e, aos poucos, incorpore o açúcar de confeiteiro e o extrato de menta. Tinja a cobertura de verde bem claro e depois misture por 2 minutos até ficar leve e aerada.
- Coloque o glacê amanteigado em um saco para confeitar adaptado com um bico liso grande e confeite uma espiral sobre cada bolinho. Decore com gotas de chocolate.

Cupcake de Coco e Morango

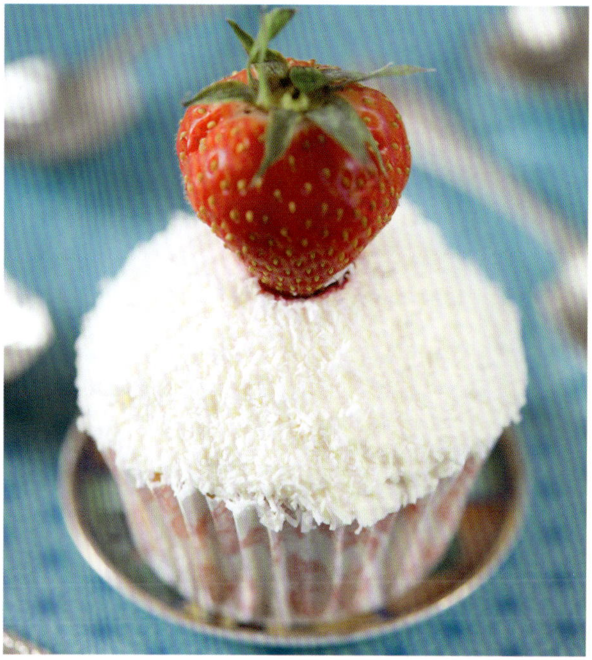

Rende 12 porções
Tempo de preparo: 40 min
Tempo de cozimento: 15-20 min

Ingredientes

⅔ de xícara (110 g) de farinha de trigo com fermento peneirada

½ xícara (110 g) de açúcar refinado

½ xícara (110 g) de manteiga amolecida

3 colheres (sopa) de coco ralado

2 colheres (sopa) de leite

2 ovos grandes

Para decorar

3 colheres (sopa) de geleia de morango

½ xícara (100 g) de manteiga amolecida

2 xícaras (200 g) de açúcar de confeiteiro

1 xícara (100 g) de coco ralado

12 morangos

Dica

Substitua a geleia de morango por *marmalade* e cubra os bolinhos com fatias de laranja cristalizada em vez de morangos.

Modo de preparo

- Preaqueça o forno a 190 °C e forre uma fôrma para cupcakes de 12 cavidades com forminhas de papel.
- Meça os ingredientes para o bolo em uma tigela e bata por 3 minutos, ou até obter uma mistura homogênea e leve. Divida a mistura entre as forminhas de papel. Em seguida leve ao forno e asse por 15-20 minutos.
- Verifique o ponto com um palito de dentes; se ele sair limpo, os bolinhos estão assados. Deixe esfriar completamente.
- Corte um cone no centro de cada bolinho, retire, encha o orifício com geleia de morango, e coloque a parte cortada de volta.
- Bata a manteiga até ficar homogênea e, aos poucos, misture o açúcar de confeiteiro, e bata até ficar uniforme.
- Espalhe o creme sobre os bolinhos e mergulhe no coco ralado para cobrir.
- Cubra cada cupcake com um morango fresco.

Cupcake Florido

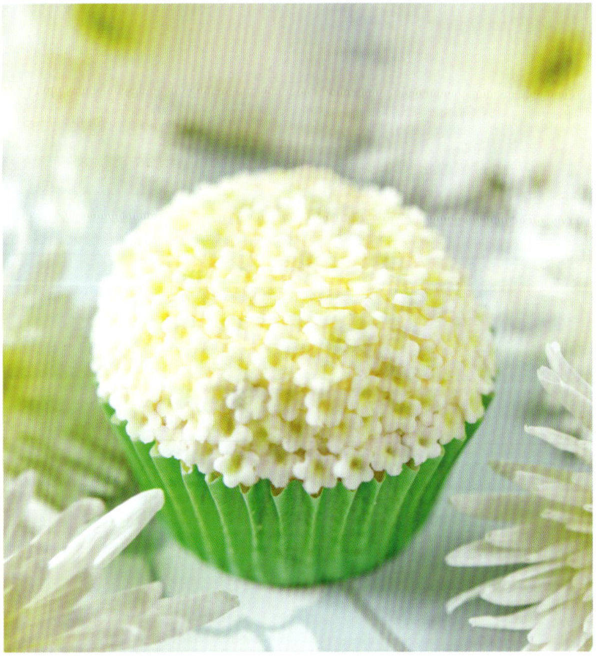

Rende 12 porções
Tempo de preparo: 1 h 20 min
Tempo de cozimento: 15-20 min

Ingredientes

⅔ de xícara (110 g) de farinha de trigo com fermento peneirada
½ xícara (110 g) de açúcar refinado
½ xícara (110 g) de manteiga amolecida
raspas de 1 limão siciliano
1 colher (chá) de água de flor de laranjeira
2 ovos grandes

Para decorar

½ xícara (100 g) de manteiga amolecida
2 xícaras (200 g) de açúcar de confeiteiro
1 colher (chá) de suco de limão siciliano
algumas gotas de água de flor de laranjeira
1 ⅓ de xícaras (300 g) de *fondant* pronto para cobertura
pó para decoração amarelo

Dica

Tinja o *fondant* de violeta e polvilhe o centro das flores com pó rosa escuro. Adicione uma borboleta de açúcar sobre cada cupcake.

Modo de preparo

- Preaqueça o forno a 190 °C e forre uma fôrma para cupcakes de 12 cavidades com forminhas de papel.
- Bata os ingredientes do bolo por 3 minutos, ou até obter uma mistura homogênea. Divida a massa entre as forminhas de papel e asse por 15-20 minutos.
- Verifique o ponto com um palito de dentes; se ele sair limpo, os bolinhos estão assados. Deixe esfriar completamente.
- Bata a manteiga até ficar homogênea e misture o açúcar de confeiteiro, o suco de limão e a água de flor de laranjeira. Espalhe o glacê sobre os bolinhos.
- Abra o *fondant*, use um cortador para flores pequeno, com ejetor, e solte-as diretamente sobre o glacê amanteigado. Acrescente o pó para decoração amarelo no centro de cada um usando um pincel culinário pequeno.

Cupcake de Limão

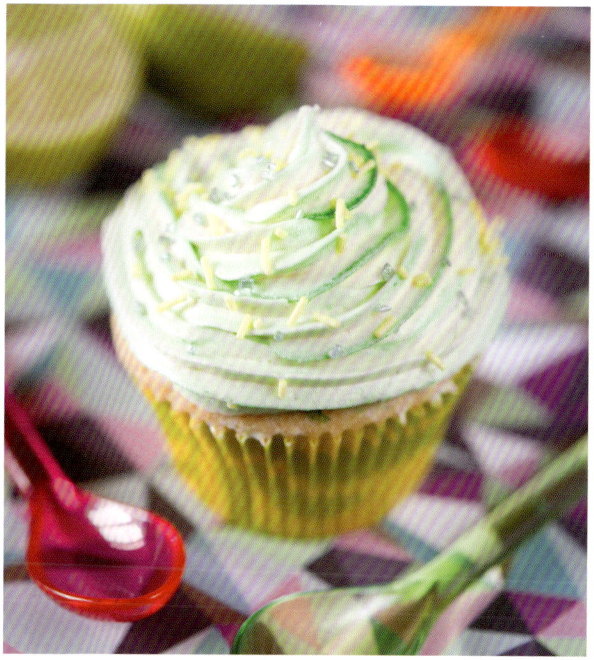

Rende 12 porções
Tempo de preparo: 50 min
Tempo de cozimento: 15-20 min

Ingredientes

⅔ de xícara (110 g) de farinha de trigo com fermento peneirada

½ xícara (110 g) de açúcar refinado

½ xícara (110 g) de manteiga amolecida

Raspas e suco de ½ limão siciliano

Raspas e suco de ½ limão / 2 ovos grandes

Para decorar

½ xícara (100 g) de manteiga amolecida

2 xícaras (200 g) de açúcar de confeiteiro

1 colher (chá) de suco de limão siciliano

corante alimentício verde

granulados de açúcar amarelos

açúcar colorido verde

Dica

Use a mesma técnica de confeitar, mas substitua o corante verde por xarope de framboesa. Acrescente algumas framboesas à massa do bolo.

Modo de preparo

- Preaqueça o forno a 190 °C e forre uma fôrma para cupcakes de 12 cavidades com forminhas de papel.
- Bata os ingredientes do bolo até obter uma mistura homogênea e leve. Divida a massa de bolo entre as forminhas de papel e asse por 15-20 minutos, ou até que um palito inserido no centro saia limpo. Deixe esfriar completamente.
- Bata a manteiga até ficar homogênea e, aos poucos, misture o açúcar de confeiteiro e os sucos cítricos e bata por 2 minutos.
- Coloque um bico de estrela grande em um saco para confeitar e espalhe corante verde no fundo da parte interna do saco. Encha com o glacê amanteigado e confeite uma espiral sobre cada bolinho.
- Polvilhe com o granulado e o açúcar colorido.

Cupcake de Maracujá

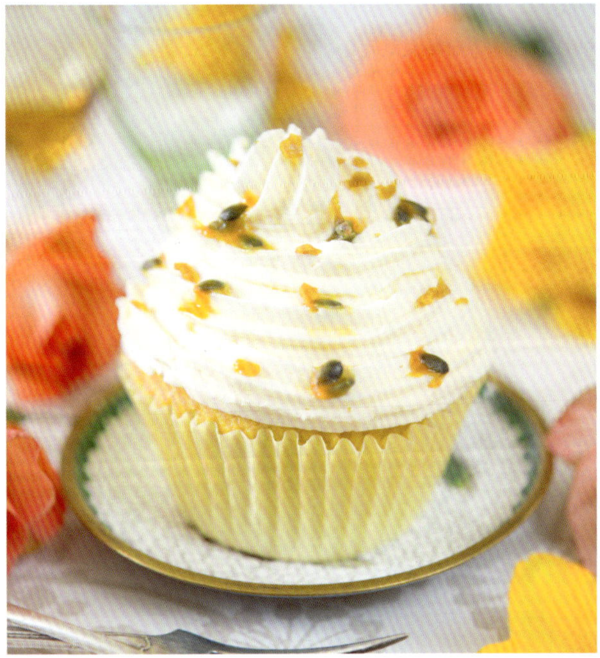

Rende 12 porções
Tempo de preparo: 50 min
Tempo de cozimento: 15-20 min

Ingredientes

⅔ de xícara (110 g) de farinha de trigo com fermento peneirada

½ xícara (110 g) de açúcar refinado

½ xícara (110 g) de manteiga amolecida

3 maracujás, polpa peneirada e sem sementes

2 ovos grandes

Para decorar

1 ⅔ de xícaras (400 ml) de creme de leite fresco

3 colheres (sopa) de açúcar de confeiteiro

3 maracujás

Dica

Adicione 75 g de gotas de chocolate à massa do bolo e misture 100 g de chocolate amargo derretido ao creme batido antes de usar para confeitar.

Modo de preparo

• Preaqueça o forno a 190 °C e forre uma fôrma para cupcakes de 12 cavidades com forminhas de papel.

• Bata os ingredientes do bolo até obter uma mistura homogênea e leve. Divida a massa de bolo entre as forminhas de papel e asse por 15-20 minutos, ou até que um palito inserido no centro saia limpo. Deixe esfriar completamente.

• Bata o creme de leite e o açúcar de confeiteiro até firmarem e, em seguida, use-os para confeitar uma espiral grande sobre cada bolinho.

• Abra os maracujás e espalhe a polpa e as sementes sobre os cupcakes.

Cupcake Docinhos

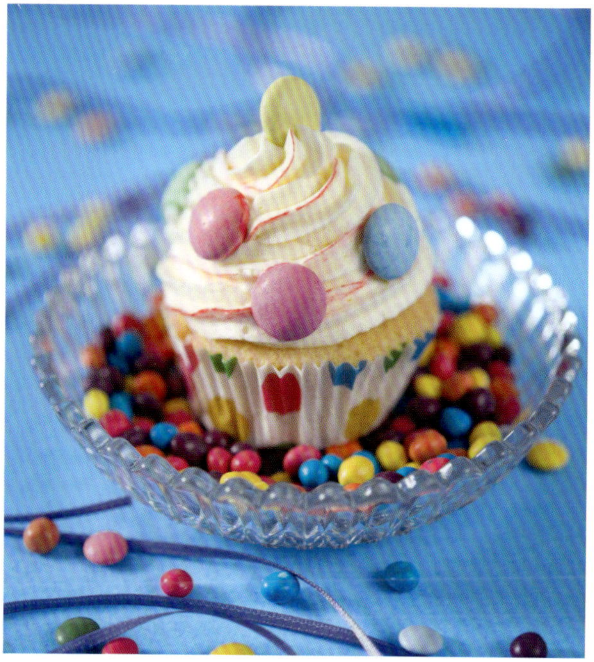

Rende 12 porções
Tempo de preparo: 50 min
Tempo de cozimento: 15-20 min

Ingredientes

⅔ de xícara (110 g) de farinha de trigo com fermento peneirada

½ xícara (110 g) de açúcar refinado

½ xícara (110 g) de manteiga amolecida

1 colher (chá) de extrato de baunilha

2 ovos grandes

Para decorar

½ xícara (100 g) de manteiga amolecida

2 xícaras (200 g) de açúcar de confeiteiro

corante alimentício rosa

½ xícara (50 g) de minipastilhas de chocolate

Dica

Adicione 2 colheres (sopa) de cacau em pó e 2 colheres (sopa) de leite à massa do bolo e acrescente 1 colher (sopa) de cacau em pó e 1 colher (sopa) de leite ao glacê amanteigado.

Modo de preparo

- Preaqueça o forno a 190 °C e forre uma fôrma para cupcakes de 12 cavidades com forminhas de papel.
- Bata os ingredientes do bolo até obter uma mistura homogênea e leve. Divida a massa de bolo entre as forminhas de papel e asse por 15-20 minutos ou até que um palito inserido no centro saia limpo. Deixe esfriar completamente.
- Bata a manteiga até ficar homogênea e, aos poucos, misture o açúcar de confeiteiro, e bata por 2 minutos.
- Coloque um bico de estrela grande em um saco para confeitar e espalhe corante rosa no fundo da parte interna do saco. Encha com o glacê amanteigado e confeite uma espiral sobre cada bolinho.
- Decore os cupcakes com uma xícara de confeitos de chocolate cobertos com açúcar.

Cupcake com Biscoito e Geleia

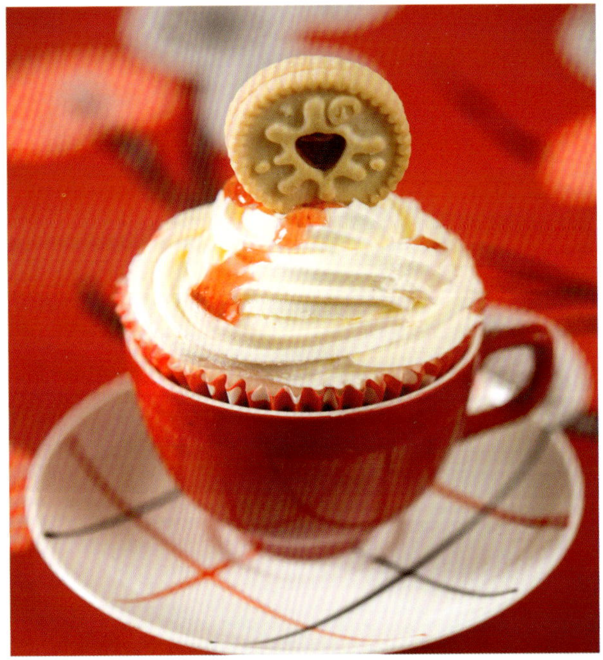

Rende 12 porções
Tempo de preparo: 40 min
Tempo de cozimento: 15-20 min

Ingredientes

⅔ de xícara (110 g) de farinha de trigo com fermento peneirada

½ xícara (110 g) de açúcar refinado

½ xícara (110 g) de manteiga amolecida

1 colher (chá) de extrato de baunilha

2 ovos grandes

Para decorar

½ xícara (100 g) de geleia de morango

1 ⅔ de xícaras (400 ml) de creme de leite fresco

12 biscoitos recheados com geleia

Dica

Substitua a geleia por pasta de chocolate e use biscoito de chocolate.

Modo de preparo

- Preaqueça o forno a 190 °C e forre uma fôrma para cupcakes de 12 cavidades com forminhas de papel.
- Meça os ingredientes para o bolo em uma tigela e bata por 3 minutos, ou até obter uma mistura homogênea e leve. Divida a mistura entre as forminhas de papel. Em seguida leve ao forno e asse por 15-20 minutos.
- Verifique o ponto com um palito de dentes; se ele sair limpo, os bolinhos estão assados. Transfira os bolinhos para um aramado e deixe esfriar completamente.
- Corte um cone no centro de cada bolinho, retire, encha o orifício com geleia de morango, e coloque a parte cortada de volta.
- Bata o creme de leite até o ponto de chantili e confeite uma espiral sobre cada cupcake. Regue os cupcakes com o restante da geleia e cubra com os biscoitos recheados.

Cupcake com Muito Chocolate

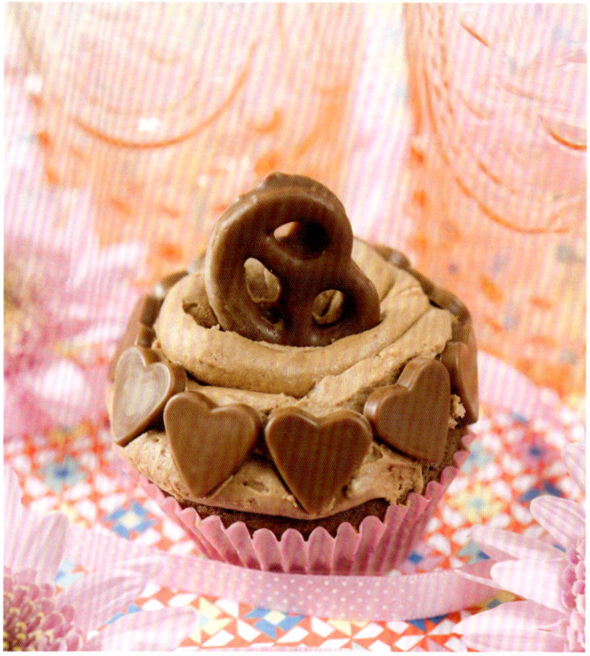

Rende 12 porções
Tempo de preparo: 1 h
Tempo de cozimento: 15-20 min

Ingredientes

⅔ de xícara (110 g) de farinha de trigo com fermento peneirada

½ xícara (110 g) de açúcar refinado

½ xícara (110 g) de manteiga amolecida

2 ovos grandes

2 colheres (sopa) de cacau em pó sem açúcar

½ xícara (75 g) de gotas de chocolate

Para decorar

½ xícara (100 g) de manteiga amolecida

2 xícaras (200 g) de açúcar de confeiteiro

1 colher (sopa) de leite

1 colher (sopa) de cacau em pó sem açúcar

12 pretzels de chocolate

corações de chocolate ao leite para decorar

Dica

Adicione 1 colher (sopa) de leite em pó maltado à massa do bolo e substitua as decorações de chocolate por pão de mel.

Modo de preparo

- Preaqueça o forno a 190 °C e forre uma fôrma para cupcakes de 12 cavidades com forminhas de papel.
- Bata os ingredientes do bolo por 3 minutos, ou até obter uma mistura homogênea. Divida a massa entre as forminhas de papel e asse por 15-20 minutos.
- Verifique o ponto com um palito de dentes; se ele sair limpo, os bolinhos estão assados. Deixe esfriar completamente.
- Bata a manteiga até ficar homogênea e, aos poucos, misture o açúcar de confeiteiro, o leite e o cacau em pó.
- Coloque o glacê amanteigado em um saco para confeitar adaptado com um bico liso grande e confeite uma espiral sobre os bolinhos.
- Decore com um círculo de corações de chocolate e cubra com um pretzel.

Cupcake Toffee Fudge

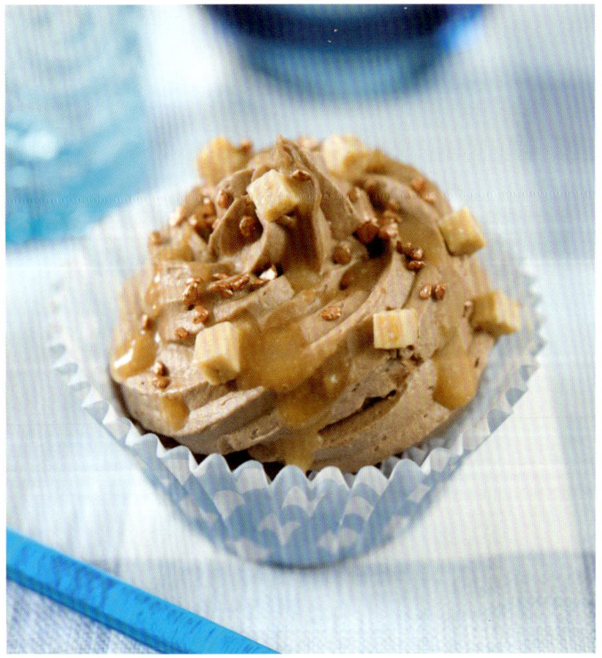

Rende 12 porções
Tempo de preparo: 1 h 10 min
Tempo de cozimento: 15-20 min

Ingredientes

⅔ de xícara (110 g) de farinha de trigo com fermento peneirada
½ xícara (110 g) de açúcar refinado
½ xícara (110 g) de manteiga amolecida
2 ovos grandes
2 colheres (sopa) de cacau em pó sem açúcar
½ xícara (75 g) de *fudge* em pedaços

Para decorar

½ xícara (100 g) de manteiga amolecida
2 xícaras (200 g) de açúcar de confeiteiro
1 colher (sopa) de leite
1 colher (sopa) de cacau em pó sem açúcar
4 colheres (sopa) de calda *toffee*
½ xícara (75 g) de *fudge* em pedaços
granulado crocante bronze

Dica

Exclua o glacê amanteigado da cobertura e use uma colher de sorvete sobre cada cupcake e cubra com chantili antes de decorar.

Modo de preparo

- Preaqueça o forno a 190 °C e forre uma fôrma para cupcakes de 12 cavidades com forminhas de papel.
- Bata os ingredientes do bolo por 3 minutos ou até obter uma mistura homogênea. Divida a massa entre as forminhas de papel e asse por 15-20 minutos.
- Verifique o ponto com um palito de dentes; se ele sair limpo, os bolinhos estão assados. Deixe esfriar completamente.
- Bata a manteiga até ficar homogênea e, aos poucos, misture o açúcar de confeiteiro, o leite e o cacau em pó.
- Coloque o glacê amanteigado em um saco para confeitar adaptado com um bico estrela grande e confeite uma espiral sobre os cupcakes.
- Regue com a calda *toffee*, e finalize polvilhando com pedaços de *fudge* e confeitos crocantes.

Cupcake Rosa com Cobertura Lisa

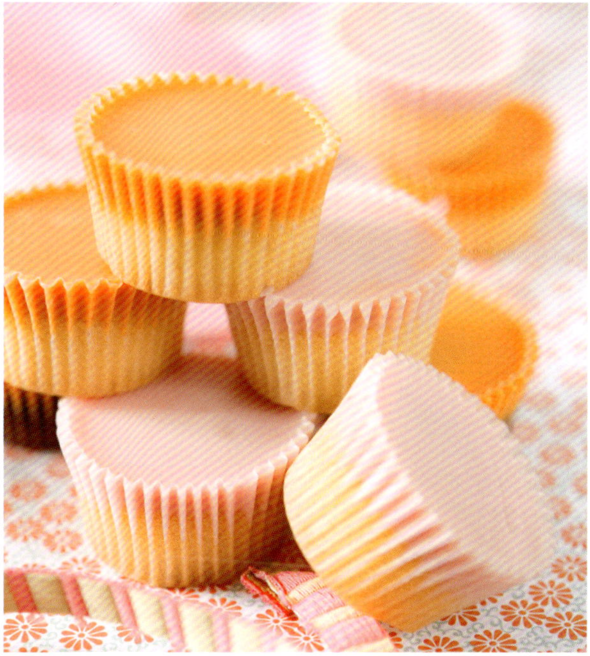

Rende 12 porções
Tempo de preparo: 35 min
Tempo de cozimento: 15-20 min
Tempo para firmar: 2 h

Ingredientes

⅔ de xícara (110 g) de farinha de trigo com fermento peneirada

½ xícara (110 g) de açúcar refinado

½ xícara (110 g) de manteiga amolecida

1 colher (chá) de extrato de baunilha

2 ovos grandes

Para decorar

1 clara

2 xícaras (200 g) de açúcar de confeiteiro peneirado

1 colher (sopa) de xarope de morango

algumas gotas de corante alimentício rosa

Dica

Substitua o xarope de morango por xarope de damasco e adicione algumas gotas de corante alimentício cor de damasco à cobertura.

Modo de preparo

- Preaqueça o forno a 190 °C e forre uma fôrma para cupcakes de 12 cavidades com forminhas de papel.
- Misture os ingredientes do bolo. Em seguida divida a massa entre as forminhas de papel e asse por 15-20 minutos. Deixe esfriar completamente.
- Bata as claras até ficarem aeradas e acrescente o açúcar de confeiteiro. Misture o xarope de morango, um pouco de cada vez, até atingir a consistência de um creme de leite, e então tinja com o tom desejado de rosa.
- Coloque a cobertura sobre os bolinhos até chegar no nível da borda das forminhas de papel e bata delicadamente com cada um sobre uma superfície plana para nivelar o topo e retirar as bolhas de ar.
- Deixe a cobertura firmar por 2 horas antes de servir.

Cupcake de Limão e Sementes de Papoula

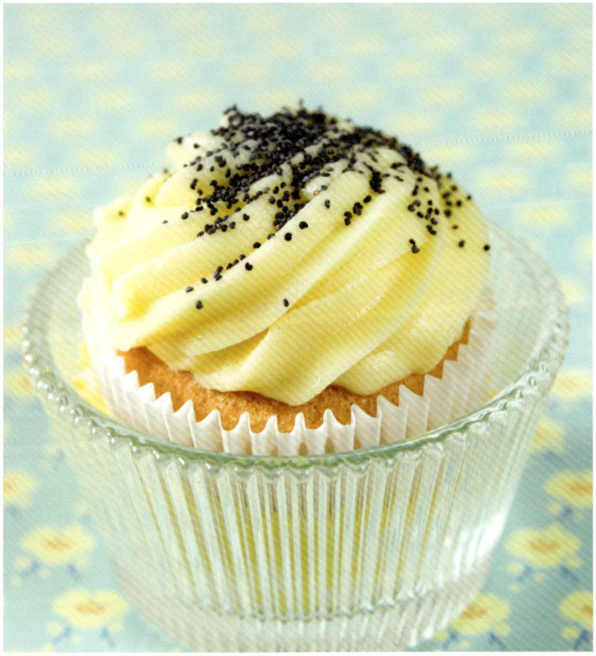

Rende 12 porções
Tempo de preparo: 45 min
Tempo de cozimento: 15-20 min

Ingredientes

⅔ de xícara (110 g) de farinha de trigo com fermento peneirada

½ xícara (110 g) de açúcar refinado

½ xícara (110 g) de manteiga amolecida

raspas e suco de ½ limão siciliano

2 ovos grandes

Para decorar

½ xícara (100 g) de manteiga amolecida

2 xícaras (200 g) de açúcar de confeiteiro

algumas gotas de corante alimentício amarelo claro

2 colheres (chá) de suco de limão siciliano

2 colheres (sopa) de sementes de papoula

Dica

Faça quatro pétalas para cada bolinho com o *fondant* vermelho e insira no glacê amanteigado, colocando as sementes de papoula no centro.

Modo de preparo

- Preaqueça o forno a 190 °C e forre uma fôrma para cupcakes de 12 cavidades com forminhas de papel.
- Bata os ingredientes do bolo até obter uma mistura homogênea e leve. Divida a massa de bolo entre as forminhas de papel e asse por 15-20 minutos, ou até que um palito inserido no centro saia limpo. Deixe esfriar completamente.
- Bata a manteiga até ficar homogênea e, aos poucos, misture o açúcar de confeiteiro, o suco de limão e o corante, e bata por 2 minutos.
- Adapte o saco para confeitar com o bico estrela grande e confeite uma espiral sobre cada bolinho. Polvilhe com sementes de papoula.

Cupcake Corações de Chocolate Branco

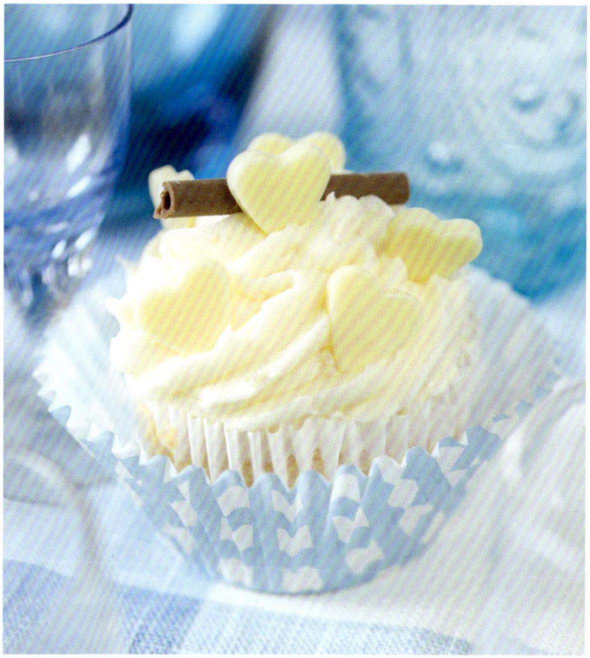

Rende 12 porções
Tempo de preparo: 1 h
Tempo de cozimento: 15-20 min

Ingredientes

⅔ de xícara (110 g) de farinha de trigo com fermento peneirada

½ xícara (110 g) de açúcar refinado

½ xícara (110 g) de manteiga amolecida

2 ovos grandes

½ xícara (75 g) de gotas de chocolate branco

Para decorar

½ xícara (100 g) de manteiga amolecida

2 xícaras (200 g) de açúcar de confeiteiro

1 colher (chá) de extrato de baunilha

72 corações de chocolate branco

12 rolinhos de chocolate

Dica

Corte um cone no centro de cada bolinho e encha o orifício com geleia de morango, coloque o cone de volta e confeite como indicado.

Modo de preparo

- Preaqueça o forno a 190 °C e forre uma fôrma para cupcakes de 12 cavidades com forminhas de papel.
- Bata os ingredientes do bolo por 3 minutos ou até obter uma mistura homogênea. Divida a massa entre as forminhas de papel e asse por 15-20 minutos.
- Verifique o ponto com um palito de dentes; se ele sair limpo, os bolinhos estão assados. Deixe esfriar completamente.
- Bata a manteiga até ficar homogênea e, aos poucos, misture o açúcar de confeiteiro e o extrato de baunilha.
- Coloque o glacê amanteigado em um saco para confeitar adaptado com um bico estrela grande e confeite uma espiral sobre os cupcakes. Cubra cada um com 6 corações de chocolate branco e um rolinho.

Cupcake de Goma de Frutas

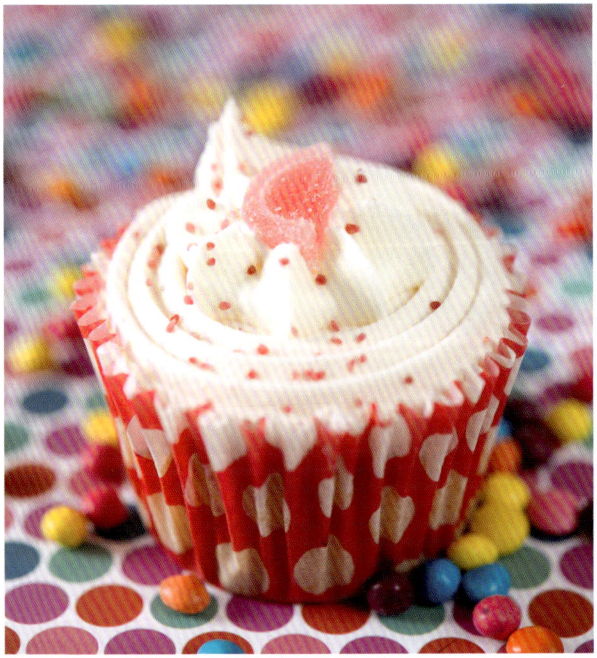

Rende 12 porções
Tempo de preparo: 40 min
Tempo de cozimento: 15-20 min

Ingredientes

⅔ de xícara (110 g) de farinha de trigo com fermento peneirada

½ xícara (110 g) de açúcar refinado

½ xícara (110 g) de manteiga amolecida

2 ovos grandes

⅓ de xícara (50 g) de balas de goma de frutas variadas picadas

Para decorar

1 ⅔ de xícaras (400 ml) de creme de leite fresco

12 balas de goma de frutas fatiadas

confeitos de açúcar

Dica

Use outra bala de goma de sua preferência em vez de balas de frutas em fatias.

Modo de preparo

- Preaqueça o forno a 190 °C e forre uma fôrma para cupcakes de 12 cavidades com forminhas de papel.
- Meça os ingredientes para o bolo em uma tigela e bata por 3 minutos, ou até obter uma mistura homogênea e leve. Divida a mistura entre as forminhas de papel. Em seguida leve ao forno e asse por 15-20 minutos.
- Verifique o ponto com um palito de dentes; se ele sair limpo, os bolinhos estão assados. Transfira os bolinhos para um aramado e deixe esfriar completamente.
- Bata o creme de leite até o ponto de chantili e confeite um anel em volta da borda e uma *rosette* no centro de cada bolinho.
- Cubra com uma fatia de bala de goma de frutas e polvilhe com os confeitos de açúcar.

Cupcake Banoffee

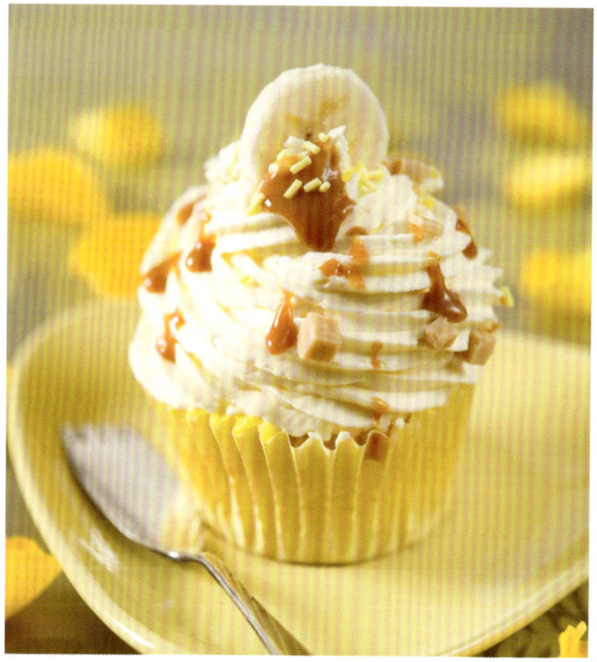

Rende 12 porções
Tempo de preparo: 40 min
Tempo de cozimento: 15-20 min

Ingredientes

⅔ de xícara (110 g) de farinha de trigo com fermento peneirada

½ xícara (110 g) de açúcar refinado

½ xícara (110 g) de manteiga amolecida

2 ovos grandes

1 banana grande bem picada

Para decorar

1 ⅔ de xícaras (400 ml) de creme de leite fresco

3 colheres (sopa) de doce de leite

½ xícara (75 g) de *fudge* em pedaços

1 banana grande em rodelas

granulado de açúcar amarelo

Dica

Adicione 2 colheres (sopa) de manteiga de amendoim à massa do bolo e substitua os pedaços de *fudge* por amendoim torrado com mel.

Modo de preparo

• Preaqueça o forno a 190 °C e forre uma fôrma para cupcakes de 12 cavidades com forminhas de papel.

• Meça os ingredientes para o bolo em uma tigela e bata por 3 minutos, ou até obter uma mistura homogênea e leve. Divida a massa de bolo entre as forminhas de papel e asse por 15-20 minutos ou até que um palito inserido no centro saia limpo. Deixe esfriar completamente.

• Bata o creme de leite até o ponto de chantili e confeite uma espiral sobre cada cupcake.

• Regue os bolinhos com doce de leite e polvilhe com o *fudge* em pedaços. Cubra com uma rodela de banana e polvilhe com granulado amarelo.

Cupcake de Nozes com Chantili

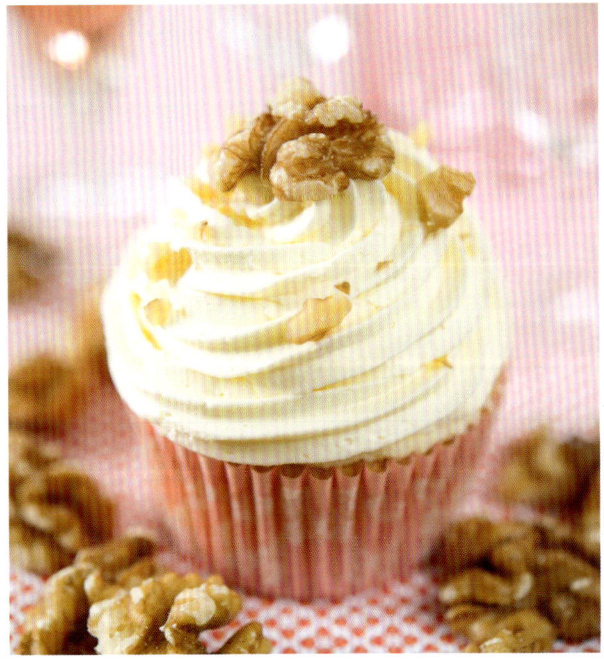

Rende 12 porções
Tempo de preparo: 40 min
Tempo de cozimento: 15-20 min

Ingredientes

⅔ de xícara (110 g) de farinha de trigo com fermento peneirada

½ xícara (110 g) de açúcar refinado

½ xícara (110 g) de manteiga amolecida

2 ovos grandes

½ xícara (75 g) de nozes picadas

Para decorar

1 ⅔ de xícaras (400 ml) de creme de leite fresco

¼ de xícara (30 g) de nozes picadas

12 metades de nozes

Dica

Substitua o chantili por creme de marshmallow e mergulhe a superfície de cada cupcake no chocolate derretido antes de cobrir com as metades de nozes.

Modo de preparo

- Preaqueça o forno a 190 °C e forre uma fôrma para cupcakes de 12 cavidades com forminhas de papel.
- Meça os ingredientes para o bolo em uma tigela e bata por 3 minutos, ou até obter uma mistura homogênea e leve. Divida a massa de bolo entre as forminhas de papel e asse por 15-20 minutos ou até que um palito inserido no centro saia limpo. Deixe esfriar completamente.
- Bata o creme de leite até o ponto de chantili e confeite uma espiral sobre cada cupcake.
- Polvilhe com os pedaços de nozes e cubra cada um com uma metade de noz.

Cupcake com Pralina e Amêndoas

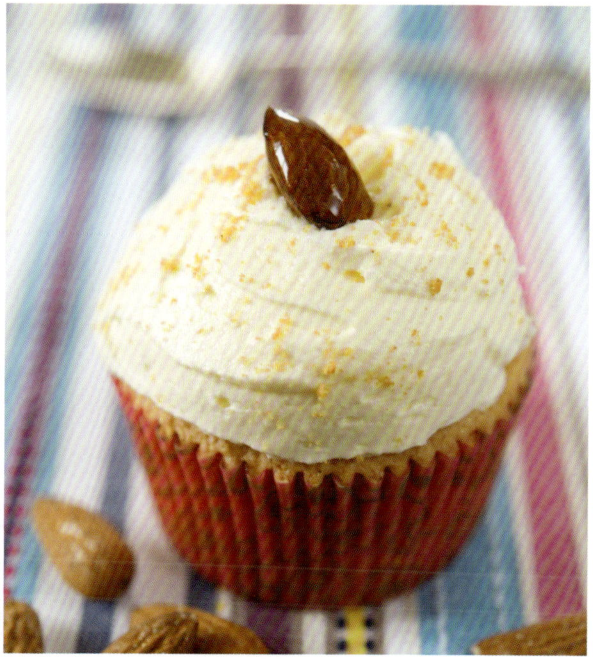

Rende 12 porções
Tempo de preparo: 1 h
Tempo de cozimento: 15-20 min

Ingredientes

⅔ de xícara (110 g) de farinha de trigo com fermento peneirada

½ xícara (110 g) de açúcar refinado

½ xícara (110 g) de manteiga amolecida

½ colher (chá) de essência de amêndoas

2 ovos grandes

Para decorar

¼ de xícara (55 g) de açúcar

⅓ de xícara (55 g) de amêndoas inteiras

½ xícara (100 g) de manteiga amolecida

2 xícaras (200 g) de açúcar de confeiteiro

Dica

Use a mesma técnica para fazer a pralina de amêndoas e substitua a essência de amêndoas por xarope de avelãs.

Modo de preparo

- Preaqueça o forno a 190 °C e forre uma fôrma para cupcakes de 12 cavidades com forminhas de papel.
- Misture os ingredientes do bolo. Em seguida divida entre as forminhas de papel e asse por 15-20 minutos ou até que um palito inserido no centro saia limpo. Deixe esfriar completamente.
- Aqueça o açúcar em uma panela de fundo reforçado até começar a ficar líquido nas bordas. Continue a aquecer, girando a panela de vez em quando, até que o açúcar tenha dissolvido e se tornado um caramelo escuro.
- Acrescente as amêndoas, despeje a mistura sobre um tapete de silicone e espalhe as oleaginosas usando dois garfos. Deixe endurecer, reserve 12 amêndoas inteiras e bata o restante em um processador de alimentos até obter uma pralina fina.
- Bata a manteiga e o açúcar de confeiteiro e espalhe sobre os bolinhos. Polvilhe com a pralina e cubra com as amêndoas caramelizadas.

Cupcake de Passas ao Rum

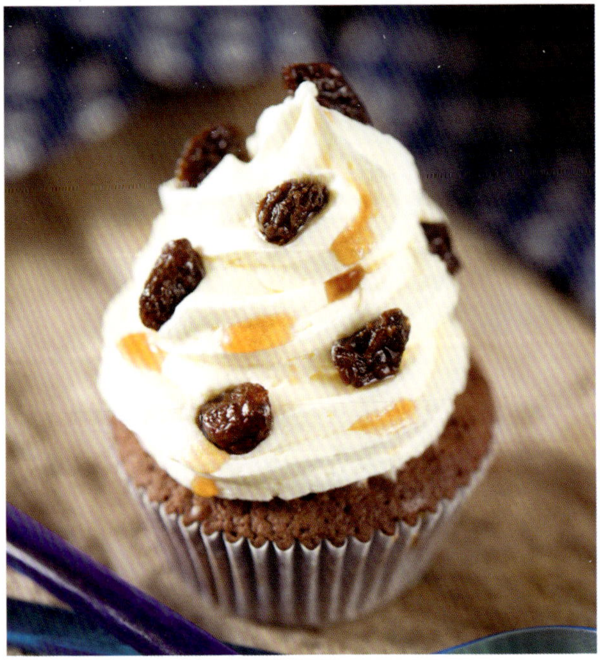

Rende 12 porções
Tempo de preparo: toda a noite
Tempo de cozimento: 15-20 min

Ingredientes

½ xícara (100 g) de uvas-passas

⅓ de xícara (75 ml) de rum escuro

⅔ de xícara (110 g) de farinha de trigo com fermento peneirada

½ xícara (110 g) de açúcar refinado

½ xícara (110 g) de manteiga amolecida

2 ovos grandes

1 ⅔ de xícaras (400 ml) de creme de leite fresco

2 colheres (sopa) de mel

Dica

Para uma opção sem álcool, substitua o rum por chá preto forte.

Modo de preparo

- Misture as uvas-passas ao rum, cubra e deixe macerar por toda a noite.
- Preaqueça o forno a 190 °C e forre uma fôrma para cupcakes de 12 cavidades com forminhas de papel.
- Junte a farinha, o açúcar, a manteiga e os ovos com 50 g de uvas-passas e 1 colher (sopa) do líquido do molho. Divida a massa de bolo entre as forminhas de papel e asse por 15-20 minutos ou até que um palito inserido no centro saia limpo. Deixe esfriar completamente.
- Bata o creme de leite até o ponto de chantili e confeite uma espiral sobre cada cupcake.
- Misture o mel ao restante da mistura de rum e passas e despeje sobre os cupcakes.

Cupcake de Framboesa e Nectarina

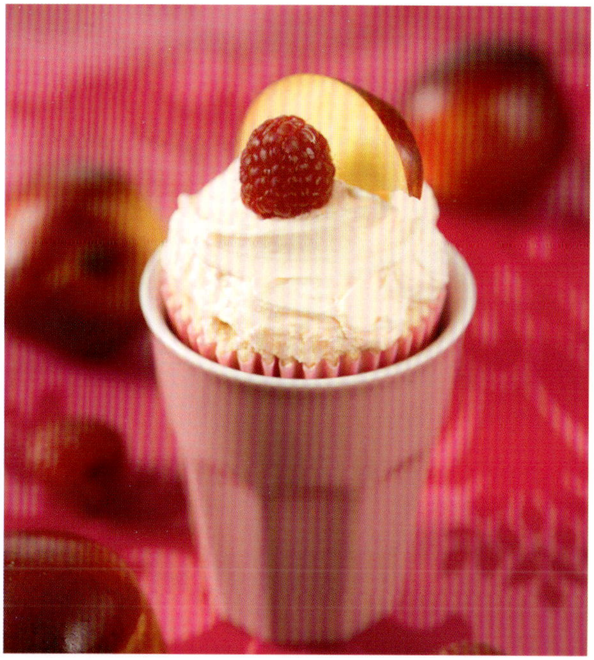

Rende 12 porções
Tempo de preparo: 40 min
Tempo de cozimento: 15-20 min

Ingredientes

⅔ de xícara (110 g) de farinha de trigo com fermento peneirada

½ xícara (110 g) de açúcar refinado

½ xícara (110 g) de manteiga amolecida

1 colher (sopa) de xarope de framboesa

2 ovos grandes

Para decorar

1 ⅔ de xícaras (400 ml) de creme de leite fresco

2 colheres (sopa) de xarope de framboesa

12 framboesas

1 nectarina sem caroço e fatiada

Dica

Substitua as fatias de nectarina por fatias de pêssego e adicione um pêssego bem picado à massa do bolo.

Modo de preparo

- Preaqueça o forno a 190 °C e forre uma fôrma para cupcakes de 12 cavidades com forminhas de papel.
- Meça os ingredientes para o bolo em uma tigela e bata por 3 minutos, ou até obter uma mistura homogênea e leve. Divida a mistura entre as forminhas de papel. Em seguida leve ao forno e asse por 15-20 minutos.
- Verifique o ponto com um palito de dentes; se ele sair limpo, os bolinhos estão assados. Transfira os bolinhos para um aramado e deixe esfriar completamente.
- Bata o creme de leite e o xarope de framboesa até firmar e espalhe sobre os bolinhos. Cubra cada um com uma framboesa e uma fatia de nectarina.

Cupcake de Laranja e Sementes de Papoula

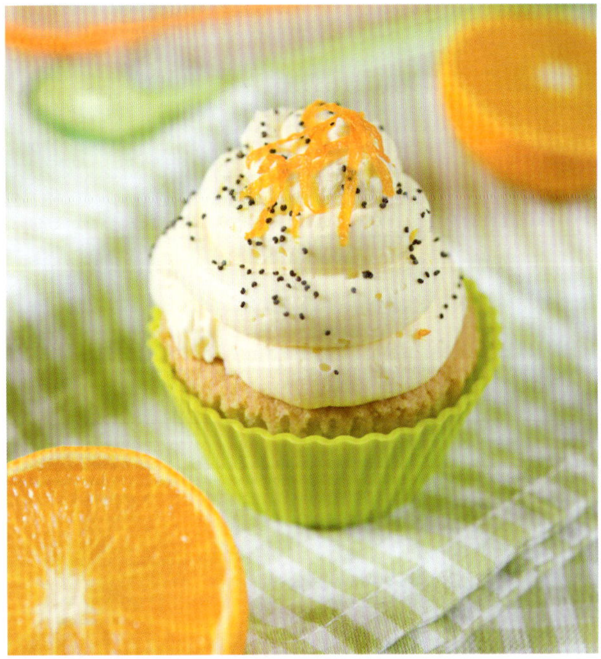

Rende 12 porções
Tempo de preparo: 45 min
Tempo de cozimento: 15-20 min

Ingredientes

⅔ de xícara (110 g) de farinha de trigo com fermento peneirada

½ xícara (110 g) de açúcar refinado

½ xícara (110 g) de manteiga amolecida

Raspas e suco de ½ laranja

2 ovos grandes

Para decorar

½ xícara (100 g) de manteiga amolecida

2 xícaras (200 g) de açúcar de confeiteiro

Raspas e suco de 1 laranja

2 colheres (sopa) de sementes de papoula

Dica

Substitua as sementes de papoula por sementes de gergelim negro.

Modo de preparo

- Preaqueça o forno a 190 °C e forre uma fôrma para cupcakes de 12 cavidades com forminhas de papel.
- Bata os ingredientes do bolo até obter uma mistura homogênea e leve. Divida a massa de bolo entre as forminhas de papel e asse por 15-20 minutos, ou até que um palito inserido no centro saia limpo. Deixe esfriar completamente.
- Bata a manteiga até ficar homogênea e, aos poucos, misture o açúcar de confeiteiro e 2 colheres (chá) de suco de laranja.
- Adapte o saco para confeitar com o bico liso grande e confeite uma espiral sobre cada bolinho. Polvilhe com as sementes de papoula e cubra com as raspas de laranja.

Cupcake de Ruibarbo

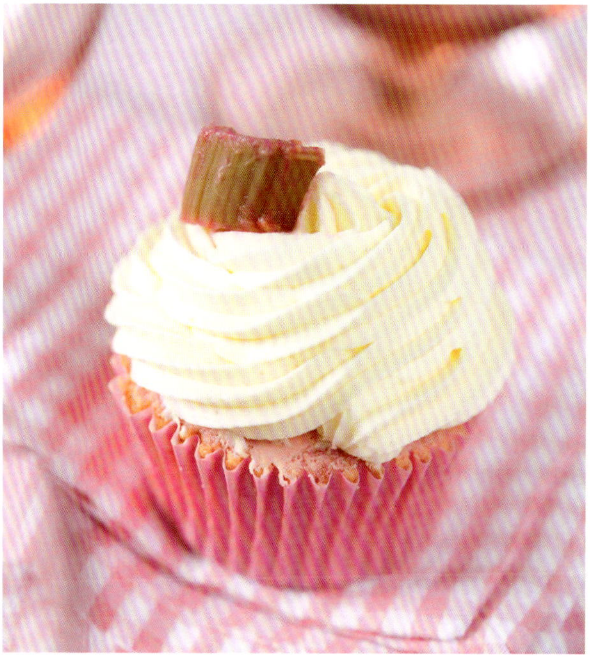

Rende 12 porções
Tempo de preparo: 1 h 15 min
Tempo de cozimento: 25-30 min

Ingredientes

200 g de talos de ruibarbo

Suco de 1 laranja

2 colheres (sopa) de açúcar refinado

⅔ de xícara (110 g) de farinha de trigo com fermento peneirada

½ xícara (110 g) de açúcar refinado

½ xícara (110 g) de manteiga amolecida

1 colher (chá) de extrato de baunilha

2 ovos grandes

Para decorar

1 ⅔ de xícaras (400 ml) de creme de leite fresco

Dica

Adicione 2 colheres (sopa) de amido de milho, gemas batidas e essência de baunilha à massa do bolo. Prepare 200 ml de creme e resfrie até firmar. Depois misture com o chantili antes de confeitar os cupcakes.

Modo de preparo

- Corte o ruibarbo em pedaços e coloque em uma panela com o suco de laranja e o açúcar. Tampe e deixe cozinhar em fogo brando por 10 minutos ou até que o ruibarbo esteja tenro, mas ainda firme. Deixe esfriar completamente.
- Preaqueça o forno a 190 °C e forre uma fôrma para cupcakes de 12 cavidades com forminhas de papel.
- Reserve 12 pedaços de ruibarbo e coloque o restante em uma tigela com os ingredientes do bolo e bata por 3 minutos. Divida a massa entre as forminhas de papel e asse por 15-20 minutos.
- Verifique o ponto com um palito de dentes; se ele sair limpo, os bolinhos estão assados. Transfira os bolinhos para um aramado e deixe esfriar completamente.
- Bata o creme de leite até o ponto de chantili, confeite uma espiral sobre cada cupcake e cubra com os pedaços de ruibarbo reservados.

Cupcake de Creme de Gengibre

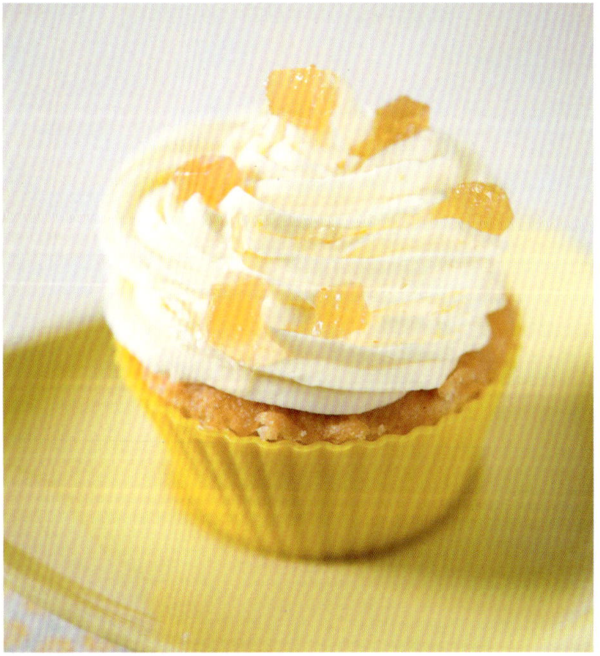

Rende 12 porções
Tempo de preparo: 40 min
Tempo de cozimento: 15-20 min

Ingredientes

⅔ de xícara (110 g) de farinha de trigo com fermento peneirada

½ xícara (110 g) de açúcar refinado

½ xícara (110 g) de manteiga amolecida

2 ovos grandes

1 colher (chá) de gengibre em pó

½ xícara (75 g) de gengibre em calda bem picado

Para decorar

1 ⅔ de xícaras (400 ml) de creme de leite fresco

2 colheres (sopa) da calda do gengibre

¼ de xícara (30 g) de gengibre em calda picado

Dica

Reduza a quantidade de chantili ao meio e coloque 200 g de doce de leite em um dos lados do saco para confeitar para criar uma espiral de duas cores.

Modo de preparo

- Preaqueça o forno a 190 °C e forre uma fôrma para cupcakes de 12 cavidades com forminhas de papel.
- Meça os ingredientes para o bolo em uma tigela e bata por 3 minutos, ou até obter uma mistura homogênea e leve. Divida a massa de bolo entre as forminhas de papel e asse por 15-20 minutos ou até que um palito inserido no centro saia limpo. Deixe esfriar completamente.
- Bata o creme de leite com a calda do gengibre até firmar e confeite uma espiral sobre cada cupcake.
- Polvilhe com os pedaços de gengibre.

Cupcake de Kiwi e Limão

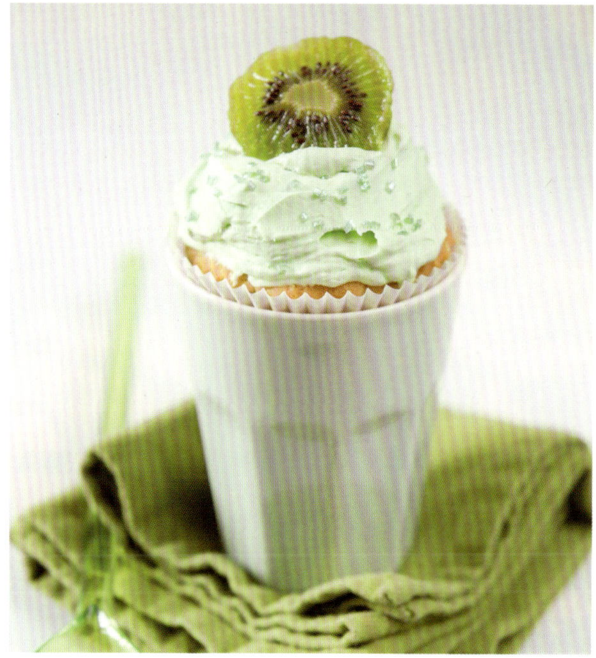

Rende 12 porções
Tempo de preparo: 40 min
Tempo de cozimento: 15-20 min

Ingredientes

⅔ de xícara (110 g) de farinha de trigo com fermento peneirada

½ xícara (110 g) de açúcar refinado

½ xícara (110 g) de manteiga amolecida

raspas e suco de 1 limão

2 ovos grandes

Para decorar

½ xícara (100 g) de manteiga amolecida

2 xícaras (200 g) de açúcar de confeiteiro

2 colheres (chá) de suco de limão

algumas gotas de corante alimentício verde

2 kiwis em rodelas

açúcar colorido verde

Dica

Substitua as rodelas de kiwi por fatias de mamão para um sabor de frutas variado.

Modo de preparo

- Preaqueça o forno a 190 °C e forre uma fôrma para cupcakes de 12 cavidades com forminhas de papel.
- Bata os ingredientes do bolo até obter uma mistura homogênea e leve. Divida a massa de bolo entre as forminhas de papel e asse por 15-20 minutos, ou até que um palito inserido no centro saia limpo. Deixe esfriar completamente.
- Bata a manteiga até ficar homogênea e, aos poucos, misture o açúcar de confeiteiro, o suco de limão e o corante e bata por 2 minutos.
- Coloque a cobertura sobre os cupcakes e cubra cada um com uma rodela de kiwi antes de polvilhar com o açúcar colorido.

Índice